Ulrich Rückert
Das Kneipp-Gesundheitsbuch von heute

Von Ulrich Rückert ist außerdem im Ariston Verlag
erschienen:
Vitamine und Mineralstoffe
Die Baustoffe für Ihre Gesundheit

Ulrich Rückert, geboren 1938, ist als Medizinjournalist und Verfasser populärwissenschaftlicher Serien aus den Bereichen Medizin und Naturheilkunde, die in vielen großen Zeitschriften erschienen, ebenso bekannt wie als Autor medizinischer Ratgeber und praktischer Gesundheitsbücher. Er lebt in Hamburg, wo er auch 10 Jahre lang eine Naturheilpraxis betrieb, bevor er sich ausschließlich dem Schreiben zuwandte.

Ulrich Rückert

Das Kneipp-Gesundheitsbuch von heute

Vorbeugen und heilen

Mit 43 Illustrationen von
Antje Rabausch-Keibel

Ariston Verlag · Genf/München

Die Deutsche Bibliothek – CIP-Einheitsaufnahme

> RÜCKERT, ULRICH:
> Das Kneipp-Gesundheitsbuch von heute :
> vorbeugen und heilen / Ulrich Rückert. Mit
> 43 Ill. von Antje Rabausch-Keibel. – 2. Aufl. –
> Genf; München : Ariston Verlag, 1994
> 1. Aufl. u. d. T.: Rückert, Ulrich: Medizin, die
> nichts kostet
> ISBN 3-7205-1798-5
> NE: Rabausch-Keibel, Antje [Ill.]

© Copyright 1987 und 1994 by Ariston Verlag, Genf

Die Erstauflage erschien im Ariston Verlag als gebundene Ausgabe
unter dem Titel »Medizin, die nichts kostet«.

Alle Rechte, insbesondere des – auch auszugsweisen – Nachdrucks,
der phono- und photomechanischen Reproduktion, Photokopie,
Mikroverfilmung sowie der Übersetzung und jeglicher anderen
Aufzeichnung und Wiedergabe durch bestehende und künftige
Medien, vorbehalten.

Gestaltung des Einbandes:
Atelier Höpfner-Thoma, GraphicDesign BDG, München
Umschlagphoto: Mauritius
Gesamtherstellung:
Ueberreuter Buchproduktion, Korneuburg bei Wien
Zweite Auflage Februar 1994
Printed in Austria 1994

ISBN 3-7205-1798-5

INHALT

Vorwort 9

Erster Teil: Heilendes Wasser

1. Wechselduschen machen frisch und fit . . . 15
2. Wassertreten bringt Sie auf die Beine . . . 20
3. Muntermacher für Morgenmuffel:
   Trockenbürsten 25
4. Wasser spült den Streß weg 30
5. Wenn der Schlaf nicht kommen will:
   Nasse Socken helfen 35
6. Das Überwärmungsbad hilft, schlank
   zu werden 41
7. Nach KNEIPP-Art hohen Blutdruck senken . 46
8. Mit Wadenwickeln hält man das Fieber
   in Schach 51
9. Warum bei Kopfschmerzen ein
   Schenkelguß hilft 56
10. So rückt man dem Schnupfen zu Leibe . . . 61
11. Der Gesichtsguß macht die Nebenhöhlen
    frei 66
12. Bei Halsweh bringt der Quarkwickel
    rasche Hilfe 71
13. Ein Guß vertreibt den Schmerz aus
    Arm und Schulter 76

14. Bronchitis nicht auf die leichte Schulter nehmen 81
15. Herzbeschwerden müssen nicht sein: So beugt man vor 86
16. Leibauflagen und Rollkuren helfen dem Magen 91
17. Heusack und Vollbäder gegen Magen- und Darmgeschwüre 96
18. Der träge Darm verlangt nach sanfter Hilfe . 101
19. Ein Halbbad tut der Galle gut 106
20. Vor Heublumen kapituliert auch der Hexenschuß 111
21. Ein kalter Wickel macht das kranke Knie schmerzfrei 116
22. Der Knieguß schützt vor Krampfadern ... 121

Zweiter Teil: Unsere beste Pflanzenarznei

23. *Heilpflanzen im Mai* 129
    Weißdorn hält das Herz jung 129
    Rheumaschmerzen? Birkenlaub lindert .. 134
24. *Heilpflanzen im Juni* 139
    Huflattich vertreibt den Husten 139
    Die Brennessel: Medizin der Spitzenklasse . 144
25. *Heilpflanzen im Juli* 149
    Kamille hilft bei vielen Beschwerden 149
    Die »Fußsohle« gegen Husten und Zahnweh 154
    Sirup oder Saft – der Löwenzahn gibt Kraft . 159
    Johanniskraut hält Sie bei guter Laune ... 164

Inhalt

26. *Heilpflanzen im August* 169
    Heidelbeeren stoppen den Sommerdurchfall 169
    Tausendgüldenkraut macht mächtig Appetit 174
    Goldrute: ein Nierenmittel erster Güte ... 179
    Zinnkraut festigt Haut, Haar und Nägel .. 184
27. *Heilpflanzen im September* 189
    Die Schafgarbe ist ein großes Frauenmittel . 189
    Augentrost: Balsam für die Augen 194
    Kletten: gesund für Haut und Haare 199
    Die Hagebutte ist eine wahre Vitamin-C-Bombe 204
28. *Heilpflanzen im Oktober* 209
    Die Bärentraube hilft der kranken Blase .. 209
    Der Baldrian ist Labsal für die Nerven ... 214
    Wacholder bannt den Rheumaschmerz ... 218
    Nervenschmerzen? Da hilft Holundersaft . 223
29. *Heilpflanzen im November* 229
    Schlehenmus macht Kindern Appetit 229

Literaturhinweise 234

Vorwort

Kostenexplosion im Gesundheitswesen! Wir alle bekommen sie – mittelbar oder direkt – empfindlich zu spüren. Von Jahr zu Jahr steigt der Verbrauch an Medikamenten; die Kosten dafür steigen überproportional mit. Und die Krankenkassen denken schon wieder über Beitragserhöhungen nach. Ist diese Entwicklung denn unabwendbar?

Bei vielen Krankheitsbildern und ärztlichen Diagnosen könnte man erst einmal bewährte Naturheilmittel anwenden, ehe man die schweren und teuren »Geschütze« der Pharmaindustrie auffährt, deren oft bedenkliche Nebenwirkungen ohnedies von immer mehr Menschen gefürchtet werden.

Gefordert ist das verantwortliche Handeln jedes Patienten, der sich bei Kopfweh nicht gleich Tabletten verschreiben lassen muß, sondern sich durch entspannende, entkrampfende Maßnahmen selbst helfen oder sich anhand von Beschreibungen der Naturmedizin sein Antikopfwehmittel selbst herstellen und damit eine Selbstheilung versuchen kann. Es gibt unzählige Beweise für die Wirksamkeit von Naturheilmitteln und -methoden. Es gibt aber offenbar noch nicht genügend Patienten, die diesen Mitteln vertrauen und die durch ihre Anwendung die furchterregende Kostensteigerung im Gesundheitswesen mit zu dämpfen helfen könnten – nicht zuletzt zum eigenen Vorteil.

Die meisten Naturheilmittel sind – wie gesagt – nebenwirkungsfrei und damit viel verträglicher als die Mittel der chemischen Industrie. Sie belasten also den Körper weniger und stärken dadurch seine natürlichen Abwehrkräfte um so mehr.

»Verwenden Sie Heilmittel, die nichts oder nur wenig kosten!« Das sollte die Parole unserer Zeit sein, ein Grundsatz besonders auch für alle sozial engagierten Gruppen unserer Gesellschaft. Die Naturmedizin kann dem einzelnen helfen; und ihr Einsatz in großem Rahmen hilft auch der Allgemeinheit. Unsere Gesellschaft könnte dadurch gesünder werden: an Leib und Seele – und am Geldbeutel.

Bewährte KNEIPPsche Wasseranwendungen – Duschen, Güsse, Auflagen, Wickel, Wassertreten, Bäder und anderes mehr – und Methoden und Mittel der Pflanzenheilkunde (wie KNEIPP sie schon lehrte) sind die beiden Fundamente, auf denen auch dieser Ratgeber der Naturmedizin ruht. Dabei wird hier auch berücksichtigt, daß jeder Patient zumindest die Chance haben sollte, Pflanzenheilmittel selbst zu sammeln und zuzubereiten. So ist der zweite Teil dieses Buches danach gegliedert, in welchen Monaten (von Mai bis November) man welche Heilpflanzen wo findet und selbst ernten kann. Wer jedoch zuwenig Zeit oder zuwenig Gelegenheit hat, Heilkräuter selbst zu sammeln, dem steht es natürlich frei, diese Kräuter in Apotheken, Drogerien, Reformhäusern oder Kräuterläden käuflich zu erwerben.

Für die KNEIPPschen (Wasser-)Anwendungen hingegen braucht man außer Wasser nur noch Tücher, Decken, Schüsseln und ähnliches. Hier können Sie al-

Vorwort

so eine wirklich erschwingliche und doch sehr heilsame Naturmethode für sich entdecken! Die moderne KNEIPP-Therapie allerdings kennt keineswegs nur Wasser, sondern sie steht insgesamt auf fünf Säulen: Sie umfaßt die *Wasserheilkunde* als Hauptelement; aber gezielte *Bewegung,* vernünftige *Ernährung,* die *Pflanzenheilkunde* und die sogenannte *Ordnungstherapie* gehören ebenfalls dazu. Das Wort »Ordnungstherapie« ist vielleicht neu für Sie. Es bedeutet soviel wie »Ordnung in den Lebenslauf einbringen«, besser gesagt, das richtige Maß an Spannung und Entspannung zu finden.

Die medizinischen Anwendungsgebiete der hier beschriebenen Naturheilmittel und -verfahren reichen von Angina bis Zuckerkrankheit und sind im Register zum leichteren Auffinden alphabetisch geordnet.

»Nur Mut!« möchte ich Ihnen zurufen. Probieren Sie es ruhig aus! Entdecken Sie für sich selbst die wunderbaren Heilkräfte der Natur! Sie werden es nie bereuen. Probieren Sie es vor allem auch dann aus, wenn Ihnen bereits pharmakologische Mittel gegen Ihr Leiden nicht haben helfen können. Die »grüne«, die »sanfte« Naturmedizin hat sich oft als die bessere Alternative zu den Methoden der Schulmedizin erwiesen.

Erster Teil

Heilendes Wasser

KAPITEL 1

Wechselduschen machen frisch und fit

Wenn Sie sich morgens mit kaltem Wasser das Gesicht waschen, so ist dies bereits eine KNEIPP-Anwendung. Gewiß – man wäscht sich in erster Linie aus Reinlichkeitsgründen. Aber man tut es auch – vielleicht ohne sich dessen bewußt zu sein –, um wach zu werden. Denn kaltes Wasser hat einen Weckeffekt; warmes Wasser dagegen beruhigt und macht müde. Beides macht man sich in der KNEIPP-Therapie zunutze. Die Wasserheilkunde beinhaltet also sowohl kalte wie warme Anwendungen.

SEBASTIAN KNEIPP (1821–1897), Pfarrer von Bad Wörishofen im Allgäu, war der berühmteste »Wasserdoktor« aller Zeiten – und einer der wichtigsten Begründer der neuzeitlichen Naturheilkunde. Er hat zwar die Wasserheilkunde nicht erfunden. Aber er hat sie volkstümlich gemacht und die Vielzahl der möglichen und wirksamen Anwendungen exakt aufgelistet und beschrieben. Vor allem hat er den Leuten gezeigt, wie leicht ein Wickel anzulegen oder ein Bad herzurichten ist. KNEIPP war kein Arzt, der sich mit seinem heilkundlichen Wissen den Lebensunterhalt verdient hätte. Er war Prediger in einem Nonnenkloster und wurde als solcher von der Kirche bezahlt.

Eingeweihte bezeichnen sich zwar als »Kneippianer«, die Lehre KNEIPPS ist dennoch weder eine Weltanschauung noch betulicher Schnickschnack für Naturfreunde. Sie ist als naturgemäße Lebens- und Heilweise eine Möglichkeit für jeden, mit geringstem Aufwand seine Gesundheit zu erhalten, die Widerstandsfähigkeit zu stärken und leichtere Erkrankungen selbst auszukurieren. Ihre Wirkungsweise ist wissenschaftlich erwiesen und jederzeit nachvollziehbar. Bei einem kalten Fußbad sinkt beispielsweise die Temperatur im äußeren Gehörgang um einen halben Grad ab. Es gibt also nicht nur eine Verbindung zwischen Füßen und Ohren, sondern auch eine Reaktionsmöglichkeit auf den Temperaturreiz.

Beides ist richtig. Die Fernwirkungen im Organismus werden über die nervöse Steuerung ausgelöst. Dabei spielt das Element Wasser gar nicht einmal die tragende Rolle; im wesentlichen kommt es auf seine Temperatur an. Deshalb bezeichnet man die Wasserheilkunde auch gerne als »Thermotherapie«.

Treten Sie doch bitte einmal ins Freie hinaus: Schneit es, regnet es oder scheint die Sonne? Ist es kalt oder warm? Egal, welchen Temperaturen Sie sich selbst aussetzen – wenn Sie gesund sind, liegt Ihre Körpertemperatur immer bei 37 Grad Celsius. Auch diese Tatsache ist in höchstem Maße erstaunlich. Die Erklärung ist aber ganz einfach, und sie bietet gleichzeitig das Verständnis für die gesamte Wassertherapie.

Auf der Haut – immerhin einer Fläche von rund zwei Quadratmetern – liegen 300 000 Kälte- und 25 000 Wärmepunkte verteilt. Diese Punkte – sogenannte Thermorezeptoren – reagieren auf Temperatureinflüsse ganz ähnlich wie etwa der Außenfühler einer temperaturgesteuerten Ölheizung. Die Rezeptoren melden jede Temperaturveränderung über Nervenbahnen ans Gehirn. Von dort wird dann über ein raffiniertes Regelsystem für die stets gleichbleibende Körpertemperatur gesorgt. Kühlt die Haut ab, wird sie automatisch mit mehr warmem Blut versorgt. Wird die Haut zu warm, verengen sich die in ihr gelegenen Blutgefäße, um die Wärmezufuhr zu drosseln. Überdies öffnen sich die Hautporen und sondern einen kühlenden Feuchtigkeitsfilm ab – Schweiß.

Die am häufigsten zitierte Wasseranwendung, die kalt-warme Wechseldusche, findet man in keinem Lehrbuch. Strenggenommen gehört sie auch nicht auf die Palette der klassischen KNEIPP-Maßnahmen im engeren Sinne. Dennoch möchte ich Ihnen empfehlen, es einmal mit der Wechseldusche zu probieren. Duschen Sie einfach wie üblich – angenehm warm. Stellen Sie zum Schluß des Duschbades aber den warmen Hahn ab, und lassen noch fünf bis zehn Sekunden lang kaltes Wasser auf den Körper prasseln.

Dieser Kaltreiz stellt eine regelrechte gymnastische Übung für die Blutgefäße dar, die sich mit keiner anderen Methode erzielen läßt. Auf jeden kalten Temperaturreiz ziehen sich die Blutgefäße nämlich blitzschnell zusammen. Wenn der Körper warm wird, dehnen sie sich wieder aus. Es gibt kein besseres Kreislauftraining. Dadurch stabilisieren sich aber auch die vegetativen Nerven, von denen die Blutgefäße gesteuert werden. Insgesamt wird der Körper durch Kältereize abgehärtet und das Abwehrsystem gekräftigt.

Der kalte Guß aus der Brause ist aber keinesfalls je-

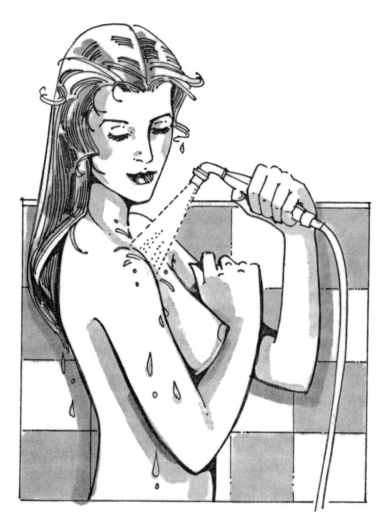

Wer Güsse, wie Pfarrer KNEIPP sie empfiehlt, korrekt ausführen will, sollte den Duschkopf von der Brause abschrauben.

dermanns Sache. Wenn Sie sich schon bei dem bloßen Gedanken daran schütteln müssen, lassen Sie unbedingt die Finger davon. Machen Sie statt dessen lieber eine Teilanwendung, so wie sie von Pfarrer KNEIPP empfohlen wurde, zum Beispiel einen Armguß.

Wenn Sie es genau wissen wollen – der Ablauf ist so: Duschkopf von der Handbrause abschrauben, Wasserdruck so einstellen, daß der Strahl in sich zusammenfällt; beginnen Sie den Guß am rechten Handrücken und führen Sie den Strahl bis über das Schultergelenk, anschließend an der Innenseite des Armes wieder zurück. Wiederholen Sie bitte die Anwendung in der gleichen Reihenfolge am linken Arm.

Sie wissen aus eigener Erfahrung, daß jeder Mensch anders veranlagt ist. Der eine hat eine solch robuste Natur, daß beispielsweise banale Erkrankungen geradezu von ihm abprallen. Andere holen sich beim leisesten Durchzug einen Schnupfen, besitzen ein sehr zartes Nervenkostüm und sind deshalb ständig um ihre Gesundheit besorgt.

Das Erfreuliche an der Wasserheilkunde ist unter anderem auch die Tatsache, daß es für jeden das richtige Rezept gibt, für Gesunde und Kranke, für Dicke und Dünne, für robuste Naturen und Zartbesaitete. Wasseranwendungen lassen sich genau wie Medikamente exakt dosieren. KNEIPP-Bademeister, die heute noch in Bad Wörishofen ausgebildet werden, kennen mehr als hundert verschiedene Anwendungen. Da ist mit Sicherheit auch für Sie etwas dabei: eine kinderleichte Wasserübung, die nichts kostet, die Freude macht, die die Nerven stärkt, den Kreislauf kräftigt, abhärtet und ein echter Gesundbrunnen ist!

KAPITEL 2

Wassertreten bringt Sie auf die Beine

Durchblutungsstörungen der Beinarterien sind ein weitverbreitetes Leiden. Der Arzt nennt sie »periphere« Durchblutungsstörungen, weil sie in den Randbezirken des Körpers auftreten. Im Volksmund spricht man – weit zutreffender – von der »Schaufensterkrankheit«. Denn die ziehenden und krampfartigen Schmerzen in den Beinen treten besonders beim Gehen und Laufen, also bei Muskelarbeit, auf. Patienten haben häufig schon nach kurzen Strecken solche Beschwerden, daß sie stehenbleiben müssen, um auszuruhen. Viele tun das vor einem Schaufenster, um nicht unangenehm aufzufallen.

Am Anfang der Krankheit kann man noch eine ganze Menge selbst dagegen tun. Wärme dehnt bekanntlich jeden Stoff aus, Kälte zieht ihn zusammen. So geht das auch mit den Blutgefäßen, die man normalerweise nicht willkürlich entspannen und zusammenziehen kann. Setzt man sie aber warmem Wasser aus, dehnen sie sich; übergießt man sie mit kaltem Wasser, verengen sie sich. Insofern machen Sie mit jeder KNEIPPschen Wasseranwendung ein regelrechtes Gefäßtraining.

Das Wassertreten gehört zu den typischsten KNEIPP-Anwendungen, die ganz einfach in den eigenen vier

Wänden durchgeführt werden können. Morgens kurbelt das Wassertreten den Kreislauf an, abends vermittelt es angenehme Müdigkeit. Vor allem aber schützt es Sie vor der gefürchteten »Schaufensterkrankheit«!

Lassen Sie bitte zunächst Wasser wadenhoch in die Wanne ein. Marschieren Sie dann mit bloßen Füßen durch das Wasser, wobei Sie die Füße abwechselnd bei jedem Schritt ganz aus dem Wasser herausheben und dann wieder hineinsetzen sollen. Je nach Verträglichkeit kann das Wassertreten bis zu zwei Minuten dauern. Wenn Sie es morgens durchführen, trocknen Sie sich anschließend die Füße ab und ziehen warme Strümpfe an. Eine schlaffördernde Wirkung erzielen Sie dagegen, wenn Sie nach dem Wassertreten am Abend mit feuchten Füßen rasch ins Bett steigen.

Je nach Temperatur übt das Wasser einen schwachen oder starken Reiz auf die Gefäße aus. Deswegen stehen in der *Hydrotherapie,* so nennt man die Wasserheilkunde mit dem Fachausdruck, am Beginn der Behandlung die ganz schwachen Reize, die dann allmählich gesteigert werden.

Bei Durchblutungsstörungen in den Unterschenkeln könnte ein Behandlungsplan etwa so aussehen: Man beginnt mit einem warmen Fußbad von etwa 37 Grad Celsius, dem man eventuell auch noch Kräuter wie Kamille oder Heublumen zufügen kann. Die Dauer des Bades sollte zunächst fünf Minuten nicht übersteigen.

Als nächste Reizsteigerung kann man dem gleichen Fußbad eine kalte Unterschenkelwaschung folgen lassen. Eine weitere Reizstufe wäre das Wechselfußbad,

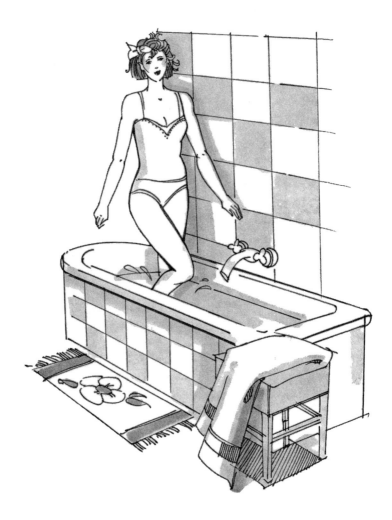

Wasser wadenhoch in die Wanne einlassen – dann langsam gehen und bei jedem Schritt die Füße abwechselnd aus dem Wasser herausheben.

kalt-warm-kalt, zunächst vielleicht nur ein einmaliger, später ein dreimaliger Wechsel von je zwei Minuten. Der Reiz nach einem Kräuterfußbad kann dann durch einen kalten Knieguß erheblich gesteigert werden. Die natürlichen Reize werden noch erhöht durch einen Wechselknieguß, durch einen einfachen kalten Knieguß und schließlich durch einen Knieblitz, bei dem eiskaltes Wasser in einem Blitzstrahl auf das Knie »geschossen« wird.

Arterien oder Schlagadern führen das sauerstoffreiche Blut aus dem Herzen an alle, auch die entlegensten Stellen des Körpers. Wird eine dieser Blutbahnen durch irgendwelche Hindernisse eingeengt, kann es zur Mangelversorgung eines ganzen Bezirkes kommen. Denn ohne den lebenswichtigen Sauerstoff und alle anderen Nährstoffe, die mit dem Blut herangetragen werden, können die Zellen nicht gesund bleiben.

Wenn Sie den Blutstrom durch das Bein zum Beispiel an der Wade mit einem festen Band drosseln, würden durch die Stauung schon sehr bald Beschwerden auftreten: Zunächst würde der Fuß blaß und kühl werden, später empfindlich schmerzen und schließlich sogar absterben. Soweit kann es bei chronischen Durchblutungsstörungen nach vielen Jahren kommen.

Zwei Ursachen liegen einer Verengung der Blutgefäße zugrunde. Zum einen kann es zu entzündlichen Prozessen an der Innenwand einer Arterie kommen. Meist werden von dieser Gefäßkrankheit jüngere Menschen unter fünfzig und fast ausschließlich Männer betroffen!

Die andere Ursache ist eine Verengung des Blutkanals durch Kalkablagerung, *Arteriosklerose,* die Menschen im Alter von über vierzig Jahren befällt – bevorzugt Männer. Beide Erkrankungen können auch nebeneinander auftreten. Dann kommt es um so eher zu bösen Beschwerden.

Der Sauerstoffmangel in den Zellen macht sich durch krampfartiges Ziehen in den unteren Gliedmaßen, durch leichte Ermüdbarkeit und Schweregefühl in den Beinen empfindlich bemerkbar.

Zur Behandlung von Durchblutungsstörungen in den Beinen gehört unbedingt die Umstellung der Ernährung. Vor allem sind Genußgifte, insbesondere Nikotin, unbedingt zu meiden. Nicht umsonst spricht man im Endstadium einer Durchblutungsstörung, wenn die Arterien bereits fest verschlossen sind und kein Blut mehr durchlassen und der unterversorgte Bezirk dadurch in Verfall übergeht, von einem »Raucherbein«. In diesem Stadium kann nur noch der Arzt, eventuell der Chirurg, das Leiden lindern.

Vitaminreiche Kost wie Obst, Gemüse, Salate, Rohsäfte verhindert die frühzeitige Ablagerung gefäßverengender Schlacken. Bevorzugen Sie bitte auch pflanzliche Fette, die einen hohen Anteil an mehrfach ungesättigten Fettsäuren haben. Sie senken, ebenso wie die bewährten Hausmittel Zwiebeln oder Knoblauch, den Cholesterinspiegel im Blut und vermindern damit seine Gerinnungsgeschwindigkeit.

Im übrigen wird bei Durchblutungsstörungen zu jeder Art Gymnastik in freier Luft geraten – eine weitere Maßnahme, um dem Organismus ein Mehr an Sauerstoff zuzuführen und diesen durch vorsichtige Muskelarbeit in alle Körperbezirke hineinzupumpen.

KAPITEL 3

Muntermacher für Morgenmuffel: Trockenbürsten

Eine der bewährtesten und beliebtesten KNEIPP-Maßnahmen hat überhaupt nichts mit Wasser zu tun. Gemeint ist das Trockenbürsten, eine hervorragende Maßnahme, um den Kreislauf anzuregen und zu stabilisieren. Während bei den kalten und warmen Wasseranwendungen ein thermischer Reiz auf die Haut ausgeübt wird, ist es bei der Trockenbürstenmassage ein mechanischer: Die Haut wird durch die Reibung besser durchblutet, das Herz muß kräftiger pumpen, um dieser Aufgabe gerecht zu werden.

Wenn Sie es noch nie ausprobiert haben, wird es höchste Zeit: Man fühlt sich schon nach wenigen Minuten der Massage pudelwohl und taufrisch. Zur Bürstenmassage eignet sich jede Badebürste, egal ob mit Natur- oder mit Kunststoffborsten. Nicht ganz so hart ist der sogenannte Luffahandschuh; wegen seiner Geschmeidigkeit läßt er sich besonders gut handhaben. Wenn beides nicht im Hause ist, nehmen Sie einfach ein Nagelbürstchen; es darf natürlich nicht so hart sein, daß man sich damit Hautverletzungen zufügen kann.

Halten Sie sich bitte an die Empfehlung von Pfarrer KNEIPP. Er hat gefordert, daß das Trockenbürsten im-

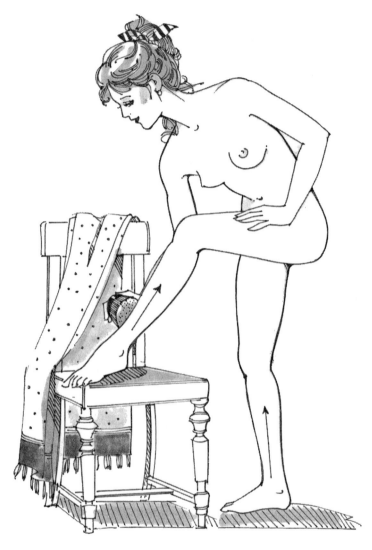

Niemals soll die Trockenbürstenmassage den ganzen Körper umfassen – man massiert entweder den Ober- oder den Unterkörper.

mer nur eine Teilanwendung sein soll. Das heißt, entweder bürstet man den Unterkörper oder den Oberkörper. Natürlich hat diese Empfehlung einen Sinn. Jede Trockenbürstenmassage bedeutet eine Kreislaufbelastung. Sie soll aber nur so groß sein, daß sie anregend und stabilisierend wirkt.

Bürsten Sie von der linken Hand an der Innenseite des Armes aufwärts in zügigen Strichen zum Herzen hin, anschließend die Außenseite des Armes. Dann massiert man die Haut entgegengesetzt in kleinen Kreisen. Auf diese Weise wird nicht nur das venöse, sondern auch das arterielle Blut in Fluß gebracht. Nun kommt der rechte Arm dran. Anschließend wird im Uhrzeigersinn der Leib gebürstet – und die linke und rechte Brustseite (Frauen sollten die empfindlichen Brustwarzen von der Massage aussparen) in zwei weiteren kleinen Kreisen. Für die Rückenpartien ist eine Stielbürste empfehlenswert.

Nach dem Trockenbürsten kann man das allgemeine Wohlbefinden noch steigern, indem man einige Tropfen eines pflanzlichen Hautfunktionsöls in die Haut massiert. Bei Narbenbeschwerden und rheumatischen Schmerzen bedeutet diese zusätzliche Massage meist eine weitere Linderung – vor allem, wenn Trockenbürsten und Ölmassage regelmäßig angewendet werden.

Obwohl die Trockenbürstenmassage auch dem Gesunden ein behagliches Gefühl beschert, ist sie den Kreislauflabilen besonders zu empfehlen. Dazu gehören vielfach Leute mit niedrigem Blutdruck, die vor allem in der Früh schlecht »in Gang kommen«. Wenn morgens der Wecker rasselt, dann würden sie sich viel lieber noch einmal auf die Seite drehen und weiterschlafen. Die Statistiken der Krankenversicherungen weisen aus, daß die *Hypotonie* (so das Fremdwort für den niedrigen Blutdruck; im Gegensatz dazu bezeichnet man den hohen Blutdruck als *Hypertonie*) in zunehmendem Maße zur Arbeitsunfähigkeit beiträgt.

Nach der Definition der Weltgesundheitsbehörde WHO liegen die normalen Blutdruckwerte bei 140/90 Millimeter Quecksilbersäule (wie der Blutdruck gemessen wird, haben Sie gewiß schon einmal beim Arzt gesehen). Bei Hypotonikern kann der Blutdruck aber buchstäblich in den Keller rutschen. Werte von 90/60 oder 80/50 sind nicht selten. In den meisten Fällen ist der niedrige Blutdruck anlagebedingt, das heißt, er ist angeboren. Die Blutgefäße haben dann von Natur aus einen zu weiten Durchmesser.

Dadurch kann es im Gehirn zu einer Unterversorgung mit Sauerstoff kommen. Besonders empfindlich reagieren die Nervenzellen der Hirnrinde auf diesen Sauerstoffmangel. Im schlimmsten Fall kommt es zu Bewußtseinstrübungen und Kollapszuständen. In schlecht gelüfteten Räumen wird den Hypotonikern leicht schwindelig. Nicht selten stellen sich sogar Ohnmachten ein. Dabei handelt es sich um eine Selbstschutzmaßnahme des Körpers, eine Reaktion auf den Sauerstoffmangel im Gehirn; liegt man flach, kann das Blut ungehindert zum Gehirn zurückfließen.

Vielfach macht auch das Wetter den Kreislaufgeschwächten zu schaffen. Bei jedem Frontenwechsel fühlen sie sich schlapp. Ihnen sollte die Trockenbürstenmassage in Fleisch und Blut übergehen. Sie muß so selbstverständlich werden wie das Zähneputzen.

Überdies können Sie sich aber auch sehr gut mit den kleinen, kurzen KNEIPPschen Kaltreizen wie Waschungen, Armbädern, Wassertreten und kühlen Güssen sehr gut helfen. Für jede Anwendung gilt aber unbedingt: Kaltes Wasser nur auf warmen Körper! Wenn Sie beispielsweise kalte Füße haben, dann ist Wassertreten oder Tautreten reines Gift für den Kreislauf.

Heiße Anwendungen wie etwa die Sauna werden von den meisten Hypotonikern nicht gut vertragen. Gleichzeitig sind sie aber auch sehr kälteempfindlich. Wer trotzdem gerne in die Sauna geht, sollte während des Saunabads liegen und die Anwendung nicht über zehn Minuten ausdehnen. Anschließend genügt eine kurze kalte Dusche, die sich besonders gut auf den Kreislauf auswirkt; das eiskalte Tauchbad bekommt den Hypotonikern nicht so gut.

Als Kräutertee hat Pfarrer KNEIPP den Hypotonikern eine Zubereitung aus Weißdorn empfohlen. Seine Inhaltsstoffe fördern die Durchblutung der Herzkranzgefäße und kräftigen den Herzmuskel. Infolge der erhöhten Pumpleistung des Herzens kommt es dann zu einem stabileren Blutdruck. Am besten trinken Sie Weißdorntee morgens zum Frühstück und abends vor dem Schlafengehen. Das Rezept: Ein bis zwei Teelöffel des getrockneten Krautes pro Tasse mit siedendem Wasser übergießen, zehn Minuten ziehen lassen, abseihen, fertig.

KAPITEL 4

Wasser spült den Streß weg

Stehen Sie auch hin und wieder unter Termindruck, wissen nicht mehr, wo Ihnen der Kopf steht, fühlen sich total »gestreßt«? Dann kann ich Ihnen nur raten: Bereiten Sie sich einmal in Ruhe ein Solebad zu! Auch wenn Pfarrer KNEIPP die Sole (Salzwasser) nicht in seine Anwendungen einbezogen hat, so gehören diese Bäder doch längst in die moderne Wassertherapie. Denn ihre günstige Wirkung auf nervöse Erschöpfungszustände, die infolge von zuviel Streß entstehen, ist von KNEIPP-Ärzten wissenschaftlich nachgewiesen worden.

So wird es gemacht: Lassen Sie Wasser von 36 bis 38 Grad Celsius in die Wanne ein, geben Sie zwei Kilo Kochsalz (ungefähr auf hundert Liter) hinzu und rühren Sie gut um, bis sich auch das letzte Körnchen gelöst hat. Die Salzkonzentration beträgt nun etwa zwei Prozent, das entspricht einem Mittelwert zwischen der des Ostsee- und des Nordseewassers. Wenn Sie Solebäder kurmäßig anwenden wollen – und dann haben sie natürlich den besten und nachhaltigsten Effekt –, nehmen Sie bitte sechs Wochen lang jeden dritten Tag ein Bad. Machen Sie es sich aber unbedingt zur festen Regel: Zwanzig Minuten baden, kühl abwaschen, zwanzig Minuten nachruhen!

Aber was ist denn eigentlich »Streß«? Mit medizinischen Instrumenten läßt sich nachweisen, was alles im menschlichen Organismus vor sich geht, wenn unsere Sinne bewußt oder unbewußt überreizt werden. In Bruchteilen von Sekunden werden von der Hirnanhangsdrüse und vom Nebennierenmark Hormone ausgeschüttet (*Adrenalin* und *Noradrenalin*). Sie lassen das Herz schneller schlagen, stellen die Adern in Armen und Beinen weit, damit sie besser durchblutet werden, mobilisieren Fett und Zucker – Brennstoff für die Muskeln – und setzen sogar für den Fall einer Verletzung die Blutgerinnungszeit herab. Diese »Selbstschutzmaßnahmen« (der Körper stellt sich auf bedrohliche Situationen ein!) sind nichts anderes als eine Stoffwechselstörung. Sie normalisiert sich erst wieder durch Gegenmaßnahmen, die den Stoffwechsel in Gang setzen. Dazu gehören die Wasseranwendungen nach KNEIPP und körperliche Betätigung.

Der Oberguß ist beispielsweise eine weitere gezielte Maßnahme, um Streß abzuschütteln. So machen Sie ihn fachgerecht: Beginn mit dem Wasserschlauch am rechten Handrücken; nun hoch zur Schulter und an der Innenseite des Armes zurück; dann gießt man den linken Arm hinauf, beschreibt mit dem Wasserschlauch (oder der Handdusche) eine 8 auf der Brust, gießt über die Schulter die rechte Seite des Rückens und dann die linke, um abschließend den Oberguß den linken Arm hinunter zu beenden. Beugen Sie sich dabei recht tief über die Wanne, denn sonst gibt es eine gehörige Planscherei im Badezimmer. Mit ein wenig Übung läßt sich der Oberguß jedoch sehr gut auch ohne Hilfe ausführen.

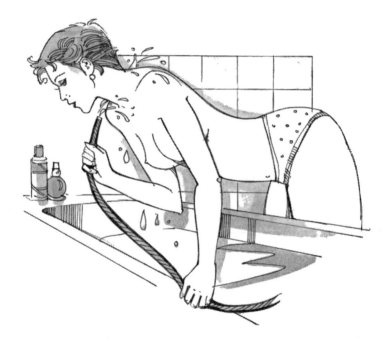

Vornan bei den Kneippschen Anwendungen gegen die nervliche Erschöpfung und Streßkrankheiten steht der bewährte Berguß.

Streß, der nicht verarbeitet wird, nennen die Wissenschaftler »Distreß«. Und nur der macht krank. Es ist gar nicht lange her, da haben die Menschen den gefährlichen Distreß noch körperlich abgearbeitet. Aber Technisierung und Automation haben uns zum Bewegungsmangel verurteilt. Körperliche Betätigung gehört also unbedingt dazu, wenn man Streßschäden in den Griff kriegen will.

In diesem Zusammenhang wollen wir noch einmal daran denken, daß die KNEIPP-Therapie nicht allein eine Anzahl von verschiedenen Wasseranwendungen ist. Pfarrer KNEIPP hat sein Behandlungsschema von gesundheitlichen Störungen auf fünf feste Säulen gesetzt. Dazu gehören die *Wassermaßnahmen,* eine naturbelassene, vernünftige *Ernährung,* die *Pflanzenheilkunde,* die sogenannte *Ordnungstherapie* und die *Bewegung!*

Nervosität ist vielleicht das hervorstechendste Merkmal von Streß. Die Nervosität ist ein Zustand, der einen Menschen buchstäblich an die Decke gehen lassen kann. Innere Unruhe, Konzentrationsmangel, Lärmempfindlichkeit und Schlafstörungen sind die Begleiterscheinungen. Manchen Patienten kann man ihre Nervosität sogar ansehen: sie zucken – ganz unbewußt – unentwegt mit dem Augenlid oder einem kleinen Gesichtsmuskel. Schuld daran sind übersteuerte vegetative Nerven, die sich bekanntlich ja nicht kontrollieren lassen. Wer gesund werden will, muß sich also ein dickes Fell zulegen!

Neben dem Solebad und dem Berguß bietet sich eine weitere KNEIPP-Maßnahme an, um dies zu erreichen; gemeint ist das Trockenbürsten der Haut. Man weiß, daß die vegetativen Nerven zu neunzig Prozent in der Haut enden. Und deshalb lassen sich durch mechanische oder thermische Reize auch die unbewußten Nerven trainieren. Dadurch wird die nervöse Fehlsteuerung letztendlich behoben.

Rubbeln Sie also mit einem Massagehandschuh oder einer Massagebürste alle erreichbaren Hautpartien kräftig ab! Drei bis fünf Minuten täglich genügen schon. Aber machen Sie es richtig: Beginnen Sie bei Händen und Füßen, und bürsten Sie immer in Richtung zum Herzen hin. Frauen lassen nur die sehr empfindliche Haut des Busens aus.

Auch »innerlich« läßt sich etwas für die Nerven tun. Da gibt es in der Pflanzenheilkunde eine ganze Anzahl sehr bewährter Rezepte! Eine dreiwöchige Teekur mit Johanniskraut wirkt beispielsweise ausgleichend und entspannend. So wird es gemacht: Ein Eßlöffel des getrockneten Krautes pro Tasse mit kochendem Wasser überbrühen, fünf bis zehn Minuten ziehen lassen, abseihen, morgens nüchtern und abends vor dem Schlafengehen in kleinen Schlucken trinken. Hilfreich sind aber auch Zubereitungen aus Baldrian, Hopfen und Passionsblume.

Ein dickes Fell muß wachsen. Und das tut es vor allem während des Schlafes. Wer unter Einschlafstörungen leidet, sollte die Ausgabe für ein Kräuterschlafkissen nicht scheuen. Es ist gefüllt mit einer wohlriechenden Pflanzenmischung aus Melisse, Klee-, Kamillen-, Lavendel-, Orangen- und Rosenblüten.

Schließlich wirken auch Sonnenbäder nervenberuhigend. Aber dabei bitte niemals übertreiben! Sonst schlägt die Wirkung ins Gegenteil um.

KAPITEL 5

Wenn der Schlaf nicht kommen will: Nasse Socken helfen

Den KNEIPPschen Fußwickel könnte man ebensogut als Schlafwickel bezeichnen. Denn es gibt kaum eine probatere und dabei nebenwirkungsfreie Anwendung, um die erwünschte Nachtruhe herbeizuführen. Obwohl der Fußwickel feucht-kalt angelegt wird, bekommt man infolge einer Gegenreaktion der Blutgefäße schon sehr bald warme Füße. Diese Blutverteilung bewirkt eine wohlige und beruhigende Entspannung, insbesondere wenn geistige Übererregung der Grund der Einschlafstörung ist.

Exakt wie ein KNEIPP-Arzt legen Sie den Fußwickel so an: Nehmen Sie ein 80 mal 80 Zentimeter großes Leinentuch und falten Sie es zu einem Dreieck (geeignet ist auch ein Dreieckstuch aus dem Autoverbandskasten). Tauchen Sie das Wickeltuch in kaltes Wasser (Zimmertemperatur reicht), wringen Sie es aus. Setzen Sie den Fuß so auf die Mitte des Tuches, daß zum einen die Zehenspitzen auf die Spitze des Dreiecks weisen, zum anderen diese Tuchspitze über den Fußrücken geschlagen werden kann. Ziehen Sie nun den rechten Tuchzipfel über den Fußrücken, legen Sie eine Falte und stecken Sie diese unter die Fußsohle. Mit dem linken Zipfel verfahren Sie ebenso, wickeln diesen jedoch in voller Länge um den Fuß. Darüber kommt das trockene Zwischenwickeltuch – ein luftdurchlässiges Leinen- oder Baumwolltuch. Der Wikkel wird mit einem Wolltuch abgeschlossen.

»Grau, teurer Freund, ist alle Theorie und grün des Lebens goldner Baum.« Sie müssen es einmal versuchen – die ganze Sache ist wirklich kinderleicht. Im übrigen wird die lehrbuchmäßige Wickelerklärung (die zur umfassenden Information allerdings unerläßlich war!) jetzt vom Tisch gewischt. Denn selbst KNEIPP-Ärzte sind der Ansicht, daß man den hilfreichen Fußwickel ohne weiteres durch zwei oder drei Paar Sokken ersetzen kann (im Fachhandel gibt es sogar eigens hierfür hergestellte Leinensocken). Nehmen Sie im Notfall eine Baumwollsocke, tauchen Sie sie in kaltes Wasser, wringen Sie sie aus, und ziehen Sie sie an. Das Zwischentuch wird durch eine trockene Socke ersetzt, das wollene Wickeltuch schließlich durch eine warme Wollsocke, fertig.

Zwei Anmerkungen sind noch wichtig. Kalte Wikkel dürfen – wie schon angedeutet – niemals auf kalte Füße gelegt werden! Wer kalte Füße hat, muß sie zunächst durch ein warmes Fußbad, Anlegen einer Wärmflasche oder kräftiges Trockenbürsten erwärmen. Zum anderen: Wickel sollen in der Regel eine Stunde lang wirken. Wer aber mit dem Fußwickel oder mit nassen Socken einschläft, soll natürlich durchschlafen, so lange wie möglich.

Mehr als neun Millionen Bundesdeutsche – so wurde kürzlich auf dem Europäischen Kongreß für Schlafforschung in München festgestellt – leiden ständig unter erheblichen Schlafstörungen. Die Ursachen, die

Wenn der Schlaf nicht kommen will: Nasse Socken helfen

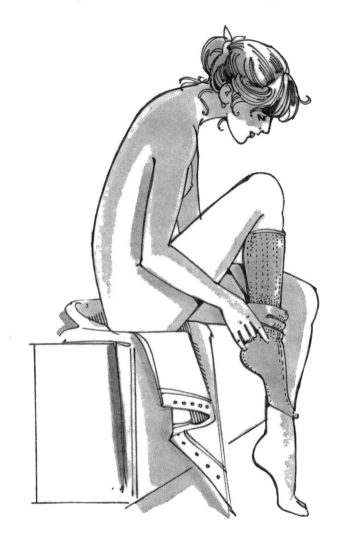

Nasse Socken sind ein bewährtes Schlafmittel – sie tun den gleichen Dienst wie der klassische KNEIPPsche Fußwickel.

zu Einschlaf-, Durchschlaf- und Aufwachstörungen führen, sind vielfältig. Grundsätzlich kann jede Krankheit die Nachtruhe rauben. Andere Ursachen: Licht von der Straße, Lärm, laute Nachbarn, ungewohnte Umgebung, Wetterwechsel, vor allem aber seelische Belastungen wie Streß, Ärger, Sorgen und Angst. Wer unter Schlafstörungen leidet, sollte versuchen, den Grund dafür herauszufinden. Man muß das Übel an der Wurzel fassen. Kann man die Ursache, die zur Schlaflosigkeit führt, beseitigen, hat man gewonnen.

Der Mensch verbringt durchschnittlich ein Drittel seines Lebens im Bett – es ist das meistbenutzte Möbelstück überhaupt. Einig sind sich die Schlafforscher in einem Punkt: Jeder Mensch besitzt eine sogenannte thermoneutrale Zone, in der er sich besonders wohl fühlt und dementsprechend auch gut schlafen kann. Übertragen auf die Nachtruhe: Raumtemperatur, Bettdecke, Schlafanzug, Bettgestell und Matratze gehören zu den Faktoren, die gemeinsam die optimale »Schlafumgebung« darstellen.

Früher galt allgemein die Ansicht, daß man möglichst bei offenem Fenster schlafen müsse. Heute vertritt man den Standpunkt, daß die Temperatur im Schlafzimmer zwischen 13 und 17 Grad liegen sollte. Während der Wintermonate sollten Sie aus diesem Grund in der Nacht die Schlafzimmerfenster schließen.

Zu optimalen Schlafvoraussetzungen gehört darüber hinaus eine relative Luftfeuchtigkeit von 40 bis 50 Prozent. Denken Sie bitte deshalb in einem beheizten Schlafraum (ungeheizte sind im Winter zu kalt!) daran, stets eine Schale mit Wasser auf den Heizkörper zu stellen oder ihn mit sonstigen Luftbefeuchtungsanlagen zu versehen.

Textilien, in denen man schläft, etwa der Schlafanzug, der Bettbezug oder die Bettdecke, müssen »atmungsaktiv« sein. Das heißt, sie müssen einerseits luftdurchlässig sein, andererseits aber auch Feuchtigkeit aufnehmen können. Immerhin scheidet der Mensch ohne sichtbares Schwitzen täglich 500 bis 800 Gramm Wasser aus. Da die Schweißsekretion im Schlaf nicht vermindert ist, dürfte gut ein Drittel dieser Menge während der Nacht an die »Bestandteile« des Bettes abgegeben werden.

Die moderne Schlafforschung hat auch nachgewiesen, daß der Nachtschlaf aus vier Abschnitten besteht, die jeweils etwa eineinhalb Stunden dauern. Messungen der Gehirnströme machen deutlich, daß der Mensch abwechselnd tief und leicht schlummert. Auf neunzigminütige Tiefschlafphasen folgen zehn bis fünfzehn Minuten lange Traumphasen. Ohne diese Traumphasen würde man dem Wahnsinn verfallen.

Zu den brutalsten Foltermethoden im alten China gehörte es, einen Gefangenen durch andauerndes Wachrütteln am Schlafen zu hindern. Der Mensch kann zwar wochenlang ohne feste Nahrung auskommen, aber ohne Schlaf hält er nur einige Tage durch. Nacht für Nacht dient der Schlaf der Erneuerung und Erquickung von Körper und Geist. Schlaf ist sozusagen die Kraftquelle, die einen leergebrannten Akkumulator wieder betriebsbereit auflädt. Schlafen Sie deshalb ausreichend und gesund! Wenn Sie mal nicht gleich einschlafen können, greifen Sie bitte nicht gedankenlos zur Tablette – lieber zur nassen Socke! Denn chemische Schlafmittel führen, regelmäßig eingenommen, schon nach einigen Wochen zur Gewöhnung und nicht selten in die Abhängigkeit.

KAPITEL 6

Das Überwärmungsbad hilft, schlank zu werden

Wollen Sie möglichst rasch mal ein paar Pfund abnehmen? Dann empfehle ich Ihnen ein Überwärmungsbad! Schon durch eine einmalige »Behandlung« schwitzt man soviel Flüssigkeit aus, daß man anschließend bis zu vier Pfund weniger auf die Waage bringt! Sinnvolle Überwärmung bedeutet eine Steigerung der Körpertemperatur um zwei bis drei Grad. Wie man das macht? Bereiten Sie sich ein wohlig warmes Vollbad zu. Wenn Sie mögen, geben Sie einen Badeextrakt ins Wasser. Pfarrer KNEIPP bevorzugte beispielsweise Heublumen oder Fichtennadeln. Setzen Sie sich in die Wanne, und lassen Sie schließlich so lange heißes Wasser zulaufen, bis die Wassertemperatur auf etwa 39 Grad geklettert ist. Messen Sie bitte mit einem Badethermometer nach! Denn das Wasser kühlt im Schnitt pro Minute um einen Grad ab. Man muß also immer wieder etwas heißes Wasser zugeben, um die Temperatur über etwa eine Stunde Badezeit konstant zu halten.

Wichtig ist, daß man im Überwärmungsbad wirklich mit dem ganzen Körper im Wasser liegt. Wenn man sich auf den Rücken legt, sollte auch der Kopf bis zu den Ohren hineingetaucht werden. Auf diese Weise

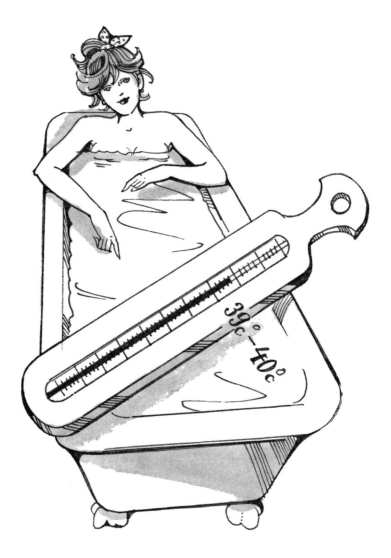

Das heiße Bad dient nicht allein dem Abnehmen – es beruhigt auch die Nerven und stärkt die körpereigenen Abwehrkräfte.

wird das gesamte Blutgefäßnetz gleichmäßig überwärmt und gedehnt, und der Kreislauf bleibt stabil.

Nach etwa dreißig Minuten läßt sich durch eine Bürstenmassage noch ein zusätzlicher Effekt erzielen: Durch den mechanischen Reiz wird die Haut besser durchblutet, die Poren öffnen sich weiter, und die Schweißabsonderung wird noch angekurbelt. Dies ist erwünscht. Denn mit dem Schweiß werden auch Stoffwechselschlacken und Körpergifte ausgeschieden.

Nehmen Sie die Hautbürstung bitte nach einem festen Schema vor: Beginnend am linken Fuß, das Bein hoch, dann hinüber zum anderen Bein, von der linken Hand hoch bis zur Schulter, hinüber zum rechten Arm, Kreisen im Uhrzeigersinn auf dem Leib und schließlich die Rückenpartie in kurzen Strichen, soweit man sie erreichen kann. Im wesentlichen wird von den Gliedmaßen immer in Richtung zum Herzen hin gebürstet. Dies ist nicht unwichtig, weil nur so das verbrauchte venöse Blut aus den Adern zurückgestrichen und damit die Pumpleistung des Herzens erleichtert wird.

Da es sich bei einer Überwärmung des gesamten Organismus ja um kaum etwas anderes als künstlich erzeugtes Fieber handelt, treten wie bei einer durch Infektion entstandenen Erhöhung der Körpertemperatur im Überwärmungsbad sämtliche Abwehrmechanismen in Aktion: Wärmeempfindliche Bakterien und Viren werden vernichtet oder im Wachstum gehemmt, die Anzahl der weißen Blutkörperchen wird erhöht, ihre Abwehrbereitschaft gesteigert; Überwärmungsbäder haben auch entspannende, nervenberuhigende und schmerzlindernde Eigenschaften.

Die heißen Bäder belasten allerdings den Kreislauf. Doch wer gesund ist, der kann ganz beruhigt ins Wasser steigen. Nach der Badezeit ist es allerdings vernünftig, sich im Bademantel zwei oder drei Minuten aufrecht hinzusetzen und tief durchzuatmen, damit sich der Kreislauf der veränderten Körperlage wieder ohne Schwierigkeit anpassen kann.

Mit der Badeanwendung ist diese spezielle KNEIPP-Maßnahme jedoch noch keineswegs ausgeschöpft. Denn jetzt sollen Sie sich noch ins Bett packen und tüchtig nachschwitzen. Planen Sie dafür abermals eine Stunde Zeit ein. Decken Sie sich gut mit zwei oder gar drei Wolldecken zu und vergessen Sie nicht, auch den Kopf mit einem großen Frotteehandtuch einzuhüllen. Nach der Schwitzpackung sollten Sie sich lauwarm abwaschen. Wenn Sie jetzt Lust dazu haben, ist ein Spaziergang an der frischen Luft sehr erquickend.

Zugegeben, durch ein Überwärmungsbad und tüchtiges Nachschwitzen verliert der Körper nur Flüssigkeit – die Fettzellen brauchen erheblich länger, bis sie schmelzen. Aber insgesamt wird der Stoffwechsel kräftig angeregt, was zu Beginn einer Entschlackungskur oder Schlankheitsdiät sehr wünschenswert ist. Solche Kuren müssen ja auch mindestens vier Wochen andauern, um wirklich effektiv zu sein. In dieser Zeit können Sie das Überwärmungsbad unbedenklich zweimal wöchentlich wiederholen.

Wer abnehmen will, sollte sich darüber hinaus einige Tricks zu eigen machen. Hungern allein führt zwar auch zum Ziel, ist aber ungleich mühsamer. Machen Sie es sich zum Beispiel zur Gewohnheit, den Salat stets vor und nicht während der Mahlzeiten zu essen.

Auf diese Weise regen Sie zum einen die Magendrüsen an und leiten den Verdauungsvorgang ein. Sie füllen aber auch den Magen mit den sättigenden und ballaststoffreichen Salaten, die samt und sonders recht kalorienarm sind.

Zum anderen: Essen Sie eiweißbetont, und sparen Sie Kohlenhydrate! Eiweißkalorien vermag der Körper nämlich sofort zu verbrennen; Kohlenhydrate machen dagegen dick, weil sie zu Fett umgebaut und gelagert werden können. Zu diesen Dickmachern rechnet man vor allem Zucker, Teigwaren aller Art, Alkohol.

Verteilen Sie das tägliche Nahrungsangebot auf mehrere Portionen, essen Sie zwischen den Mahlzeiten ein Stück Obst oder einen Becher Joghurt. Der Stoffwechsel wird so mit den Kalorien leichter fertig, und man bringt zu den Hauptmahlzeiten weniger Hunger mit.

Im übrigen eignet sich eine Vielzahl von KNEIPP-Maßnahmen, um eine Schlankheitsdiät sinnvoll zu unterstützen. Wer gesund ist, darf ohne weiteres auf die kräftigsten Anwendungen – Vollguß, Blitzguß, Schenkelguß, Wechselbäder und Wickel – zurückgreifen. Sämtliche Maßnahmen wirken stoffwechselanregend und helfen, Kalorien rascher abzubauen. Einer der größten Vorzüge der KNEIPP-Therapie ist die Tatsache, daß sie sich wirklich »maßgeschneidert« anpassen läßt. Sie dürfen also auch ohne weiteres, je nach Ihrer Konstitution, umsichtiger dosieren: etwa mit einem Wechselfußbad, einem Armguß oder einer Runde Wassertreten in der Badewanne.

KAPITEL 7

Nach KNEIPP-Art hohen Blutdruck senken

Wenn Sie hin und wieder eine öffentliche Sauna besuchen, wissen Sie Bescheid: Die KNEIPPschen Wechselfußbäder laufen allen anderen Wasseranwendungen, mit denen man sich zwischen den einzelnen Saunagängen fit halten kann, den Rang ab. Nach dem Wassertreten sind die Wechselfußbäder wohl auch die bekannteste Empfehlung des berühmten Wasserdoktors. Wer zu kalten Füßen neigt oder zu Durchblutungsstörungen in den Beinen, wer unter Kreislaufstörungen leidet oder wetterfühlig ist – Wechselfußbäder sind für all diese gesundheitlichen Störungen eine fabelhafte Medizin. Ganz besonders profitieren aber Patienten mit hohem Blutdruck, der Arzt nennt sie »Hypertoniker«, von regelmäßigen Wechselfußbädern. Die beste Wirkung erzielen Sie mit drei Anwendungen pro Woche.

Die »Wechselfußbäder« müßten eigentlich »Wechselunterschenkelbäder« heißen. Denn die Wassertiefe bei dieser Anwendung soll bei etwa 40 Zentimetern liegen; damit reicht das Wasser bei normalgewachsenen Leuten fast bis unters Knie. Es wird zwar immer wieder vorgeschlagen, aber glauben Sie mir bitte: Mit zwei normalen Putzeimern ist es nicht getan! Die Füße sollen unbedingt Bewegungsfreiheit haben. Geeignet sind also entsprechend hohe und weite Kunststoffgefäße, die aber gar nicht so teuer sind, wie man vielleicht annehmen möchte. Wer sich zu regelmäßigen Anwendungen entschlossen hat, wird die Ausgabe nicht scheuen. Schon eine vierwöchige Dauermedikation mit Tabletten ist erheblich kostspieliger.

Halten Sie sich bei jedem Wechselfußbad an folgende Grundregel: Das erste Bad soll warm sein und fünf Minuten dauern; messen Sie bitte mit einem Badethermometer nach – die Wassertemperatur soll 37 bis 38 Grad Celsius nicht überschreiten. Massive kalte KNEIPP-Anwendungen können bei überhöhtem Blutdruck eher schaden als nützen. Denn die Kälte verengt ja bekanntlich die Blutgefäße. Und in einem engen Rohr, wenn man eine Blutader damit vergleichen will, ist der Druck noch höher als in einem Rohr mit weiterem Durchlaß.

Gewiß haben Sie schon einmal im Sommer den Garten mit einem Wasserschlauch gesprengt und dabei – oder beim Autowaschen – eine einfache physikalische Erscheinung beobachtet: Wenn man den Schlauch mit den Fingern zusammenpreßt, schießt das Wasser stärker heraus. Der Wasserdruck erhöht sich also, wenn der Schlauchinnenraum an Volumen verliert.

Eiskaltes Wasser macht mit den Blutgefäßen das gleiche. Mit einem Wechselfußbad soll aber lediglich ein Gefäßtraining erzielt werden – Dehnen, Zusammenziehen, Dehnen. Das ist der Grund, warum (zumindest für den Hypertoniker) das zweite Wechselbad nur mäßig kalt sein soll. Die Wassertemperatur sollte nicht unter 18 bis 20 Grad liegen.

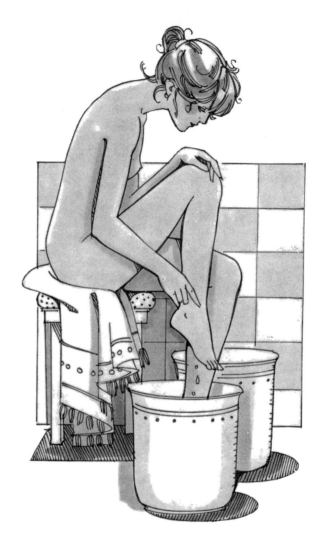

Statt Eimern sollten spezielle Gefäße für K<small>NEIPP</small>-Fußbäder verwendet werden: Die Füße brauchen viel Bewegungsfreiheit.

Im Gegensatz zur warmen Anwendung darf der kalte Wechsel nur zehn Sekunden betragen. Dann geht es mit den Füßen sofort wieder für fünf Minuten ins warme Wasser zurück. Man wechselt aber insgesamt höchstens zwei- bis dreimal und schließt immer mit einer kalten Anwendung ab. Dann sollten Sie sich für zwanzig Minuten ins warme Bett legen und entspannen. Auf diese Weise haben Hypertoniker den größten Nutzen von der ganzen Sache.

Statistisch leiden rund zwanzig Prozent der Bevölkerung in der Bundesrepublik Deutschland an Hypertonie. Nicht selten läßt sich ein leichter oder sogenannter labiler Hochdruck auch ohne Medikamente wieder normalisieren. Der Normaldruck in den Blutgefäßen sollte bei 140/90 Millimeter Quecksilbersäule (mm Hg) liegen. Das Herz pumpt ja rhythmisch das Blut in die Adern. So ergibt sich der erste Blutdruckwert in jener Phase, in der sich das Herz zusammenzieht, um das eingespeicherte Blut auszustoßen. Der zweite Wert entsteht in der Erschlaffungsphase, dann nämlich, wenn sich die Herzkammern mit Blut füllen.

Blutdruckwerte von 150/100 Millimeter Quecksilbersäule sind nach Meinung der Weltgesundheitsbehörde WHO bereits Grenzwerte. Mehr als 160/110 ist auf Dauer für die Blutgefäße schädlich. Wenn sie ständig unter zu hohem Druck stehen, verkalken sie eher und können leichter platzen (mit einem alten Gartenschlauch kann leicht etwas ähnliches passieren).

Abgesehen von den Empfehlungen zu gezielten Wasseranwendungen behandeln KNEIPP-Ärzte den Bluthochdruck wie andere Mediziner auch. Wissenschaftlich erklärte Risiken sind ein hoher Salzkonsum,

Übergewicht, Bewegungsmangel und Rauchen. Wer gesund werden oder bleiben will, hat mit diesen Erkenntnissen schon nahezu die komplette Therapie in der Hand.

Überhöhter Blutdruck läßt sich allerdings keineswegs immer durch natürliche Behandlungsmaßnahmen normalisieren. Viele Patienten sind ihr Leben lang auf wirksame Medikamente angewiesen. Da es kein wirksames Medikament ohne unerwünschte Nebenwirkungen gibt, klagen diese Patienten häufig über Schwindel, Übelkeit, Müdigkeit oder Hautreaktionen. Mit etwas Vernunft wird man diese Dinge in Kauf nehmen, um sich vor den möglichen Folgen eines ständig überhöhten Blutdrucks zu schützen: Herzinfarkt oder Gehirnschlag gehen selten glimpflich aus.

Aus der Vielfalt der KNEIPP-Maßnahmen eignen sich zur Allgemeinbehandlung des Bluthochdrucks neben dem Wechselfußbad die kurzen Kaltreize wie Knie-, Schenkel-, Armguß, Wassertreten und Lendenwickel. Entgegen der herkömmlichen Meinung ist auch die Sauna (einmal wöchentlich) erlaubt. Sie müssen es aber richtig machen: Nicht ins kalte Tauchbecken springen – denn dabei wurden an Testpersonen Blutdruckspitzen von 300 Millimeter Quecksilbersäule gemessen! Auch auf die heroische eiskalte Dusche sollten Hypertoniker nach der Sauna verzichten. Aalen Sie sich statt dessen genüßlich unter der lauwarmen Schwallbrause, ergehen Sie sich an der frischen Luft, und suchen Sie bitte unbedingt zwischen jedem Saunagang für eine halbe Stunde den Ruheraum auf; auf diese Weise erzielen Sie im wahrsten Sinne des Wortes am ehesten einen Druckausgleich.

KAPITEL 8

Mit Wadenwickeln hält man das Fieber in Schach

Eine der ersten KNEIPP-Maßnahmen bei Fieber ist der Wadenwickel. Er entzieht dem Körper Wärme und senkt damit die erhöhte Temperatur. Fieber bis 40 Grad Celsius können Sie unbedenklich – auch die meisten Schulmediziner sind heute dieser Ansicht – mit naßkalten Wadenwickeln in Schach halten. Ausnahmen bestätigen die Regel: Bei Kleinkindern, die leicht zu Fieberkrämpfen neigen, und auch bei kreislaufschwachen Herzkranken muß man mehr Vorsicht an den Tag legen. Im Zweifelsfalle aber rufen Sie bitte – auch bei niedrigeren Temperaturen – den Arzt. Denn banges Zuwarten kann die Krankheit des Patienten verschlimmern.

Der Wadenwickel soll nach Pfarrer KNEIPP von den Fußknöcheln bis in die Kniekehle reichen. Fachgerecht wird er angelegt wie jeder andere Wickel auch: Zuunterst kommt ein feuchtkaltes Wickeltuch aus grobem Leinen, darüber ein Zwischentuch aus porösem Leinen, schließlich ein Tuch aus Wolle oder Flanell als sogenanntes Abschlußtuch.

Beim Wadenwickel, den Sie während anhaltenden Fiebers viertelstündlich wechseln sollten, dürfen Sie aber ruhig variieren. KNEIPP selbst war beispielsweise der Ansicht, daß man auf das Zwischentuch ohne weiteres verzichten könne, wenn man ein Handtuch nur zur Hälfte ins Wasser taucht, damit zu wickeln beginnt und die zweite, trockene Hälfte darüberschlägt.

Wickeln Sie grundsätzlich beide Waden – aber auch hier dürfen Sie die Sache vereinfachen, indem Sie mit entsprechend großen Tüchern gleich beide Beine auf einmal einschlagen.

Ein Fieberthermometer darf in keiner Hausapotheke fehlen. Bevor gemessen wird, überzeugt man sich davon, daß die Quecksilbersäule in der Gradskala ganz heruntergeschlagen ist. Fieber mißt man am genauesten unter der Zunge oder im Enddarm (dort liegt die Körpertemperatur generell um einen halben Grad höher). Im Enddarm gemessen, kann man das Thermometer nach drei Minuten ablesen; unter der Zunge muß man es fünf Minuten belassen.

Bei kleineren Kindern ist es vernünftig, das Fieber unter der Achsel zu messen. Zum einen ist es den Kindern viel angenehmer, zum anderen besteht weniger Bruchgefahr für das Thermometer, an dessen Splittern man sich böse verletzen kann. Machen Sie bitte auch nicht den Fehler, ein schlafendes Kind zu wekken, nur weil Sie aus Überängstlichkeit mitten in der Nacht noch einmal das Fieber kontrollieren wollen. Viele Kinder schlafen sich gesund und sind am Morgen bereits wieder fieberfrei. Mit einem fiebernden Kind dürfen Sie auch unbesorgt zum nächsten Arzt fahren, wenn die Temperatur nicht höher als 39 Grad Celsius ist. Der Arzt wird Ihnen dann genau sagen, was zu tun ist.

Früher fehlte in keiner Hausapotheke das bioche-

Mit Wadenwickeln hält man das Fieber in Schach 53

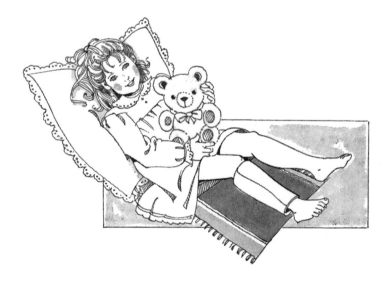

Mit Wadenwickeln – sie sollen von den Fußknöcheln bis in die Kniekehle reichen – läßt sich Fieber in Schach halten.

mische Mittel *Ferrum phosphoricum* (phosphorsaures Eisen). Die Behandlung damit hat der Oldenburger Arzt Dr. WILHELM SCHÜSSLER schon vor etwa hundert Jahren empfohlen. Aber die Biochemie nach SCHÜSSLER ist immer noch ein sehr wichtiger Teil der naturheilkundlichen Behandlung und hat viele Anhänger.

Wann immer sich Fieber einstellt und im Organismus das körpereigene Abwehrsystem in Bereitschaft versetzt, sind häufige Gaben von *Ferrum phosphoricum* hilfreich. Hier haben wir praktisch die Feuerwehr unter Dr. SCHÜSSLERs Mitteln. Selbst wenn sich noch nicht einschätzen läßt, um welche Erkrankung es sich eigentlich handelt, sollte man keine Zeit verlieren. Mit phosphorsaurem Eisen läßt sich jeder Fieberzustand bis 39 Grad Körpertemperatur günstig beeinflussen.

Viel zu leichtfertig werden heute fiebersenkende Medikamente verordnet und damit die körpereigenen Abwehrmechanismen unterdrückt. Nicht selten verzögert sich dadurch die Genesung. *Ferrum phosphoricum* unterdrückt das Fieber nicht, sondern es stärkt durch Zufuhr von Eisen und Sauerstoff die Abwehrkräfte, so daß sich der Organismus selbst helfen kann. Dadurch wird die Krankheitsdauer abgekürzt. Ferrum-phosphoricum-Tabletten läßt man nach Möglichkeit auf der Zunge zergehen und löst sie nicht in Wasser auf.

Liegt das Fieber unter 39 Grad, nimmt man alle fünf bis zehn Minuten je eine Ferrum-phosphoricum-Tablette. Steigt die Körpertemperatur über 39 Grad, ist das SCHÜSSLER-Mittel *Kalium phosphoricum* in der gleichen Dosierung besser geeignet.

In »Grippezeiten« ist es ratsam, *Ferrum phosphoricum* vorbeugend einzunehmen. Wie leicht hat man sich in der Bahn oder im Bus, in Schule und Büro – überall, wo viele Menschen zusammenkommen – mit einer Erkältungskrankheit infiziert. Wer gefährdet ist, sollte zwei Tabletten lutschen, wenn er aus dem Haus geht, und unterwegs abermals zwei. So kommt er ziemlich sicher an einer Ansteckung vorbei. Ein biochemisches Mittel bietet allerdings keinen Schutz gegen die echte Virusgrippe (Influenza), die einen sehr gefährlichen Verlauf nehmen kann und vom Arzt behandelt werden muß.

Zurück zu KNEIPP: Auch kühlende Serienwaschungen einzelner Körperteile oder des Unter- und Oberkörpers haben sich zur Fiebersenkung bewährt. Nehmen Sie dazu ein poröses Leinenhandtuch, falten Sie es zu einem kleinen Päckchen, und waschen Sie den Patienten ohne Druck, aber rasch im Bett ab. Anschließend sofort wieder zudecken, damit der Patient nicht zu frösteln beginnt. Ein Schwamm ist für die Körperwaschung des Fiebernden ungeeignet, weil er die Hautabsonderungen nicht aufnimmt. Will man gleichzeitig mit der Waschung für eine anregende Erfrischung sorgen, so setzt man dem Wasser ein Drittel Weinessig zu. Vor allem bei Nachtschweiß wird diese Anwendung als sehr angenehm empfunden.

Eine drastische Maßnahme, um das Fieber zu senken: Der Patient setzt sich in ein Viertel- oder Halbbad, dessen Temperatur um ein bis zwei Grad unter der Körpertemperatur liegt. Für kleinere Kinder ist diese Maßnahme jedoch ungeeignet, da sie in der Regel als zu kalt empfunden wird.

KAPITEL 9

Warum bei Kopfschmerzen ein Schenkelguß hilft

Kein anderes Krankheitssymptom wird so selbstverständlich und leichtsinnig mit Tabletten bekämpft wie Kopfschmerzen. Es gibt sogar Leute, die schlucken schon beim Zubettgehen vorsichtshalber eine Pille, damit sie am nächsten Tag nicht mit Kopfschmerzen erwachen. Wer sich an solch bedenklichen Medikamentenkonsum gewöhnt, gerät bald in einen Teufelskreis: Er kommt zum einen nicht mehr von den Tabletten los und wird zum anderen noch kränker davon. Denn die inneren Organe müssen sich immer mehr anstrengen, um das Arzneigift wieder aus dem Körper zu entfernen.

Für den Fall, daß Sie einmal Kopfschmerzen haben, halten Sie sich lieber an eine tausendfach bewährte KNEIPP-Empfehlung: Baden Sie die Füße in kaltem Wasser! Die Füße? Ja, es ist wirklich so. Der Sinn der Wasseranwendung liegt in einer daraufhin stattfindenden Blutverteilung: Im Kopf angestautes Blut wird »nach unten« abgezogen, die Kopfschmerzen verschwinden.

Noch kräftiger und heilsamer als ein kaltes Fußbad wirkt der Schenkelguß nach KNEIPP. Dabei werden beide Beine und das Gesäß »begossen«. Sie müssen

Warum bei Kopfschmerzen ein Schenkelguß hilft

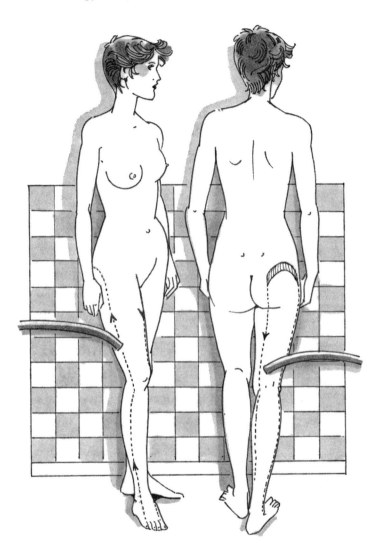

Auch wenn sich die Beschreibung etwas kompliziert anhört – der Schenkelguß gegen Kopfschmerzen ist leicht auszuführen.

sich für diese Anwendung also schon in die Badewanne stellen. Das Schema des Schenkelgusses ist leicht nachzuvollziehen: Führen Sie den Wasserschlauch vom rechten Fußrücken über die rechte Wade und Rückfläche des Oberschenkels bis zum rechten Gesäßmuskel, anschließend an der Innenseite des Beines zurück. In gleicher Reihenfolge folgt das linke Bein bis zum linken Gesäßmuskel, dann »gießt« man noch einmal den rechten Gesäßmuskel, wechselt wieder nach links und führt den Wasserschlauch an der Innenseite des linken Beines zurück. Abschließend werden die Fußsohlen begossen.

Kopfschmerzen können sehr viele Ursachen haben. Ganz grob lassen sich das Pochen und Klopfen, das Hämmern oder der unbestimmte Druck im Kopf in vier Gruppen einteilen: Der »selbständige« Kopfschmerz wird von den Nerven verursacht, die die kleinen Gehirngefäße enger stellen oder erweitern können. Auch die Migräne gehört in diese Gruppe, außerdem Kopfschmerzen, die von bestimmten Muskeln ausgehen.

Zur zweiten Gruppe zählt man die Kopfschmerzen, die von den Organen kommen. Praktisch kann jede Organerkrankung zu Kopfschmerzen führen. Wenn beispielsweise das Herz zu schwach ist, vermag es nicht genügend Blut (und damit Sauerstoff) zum Kopf zu pumpen. Die Folge: Kopfschmerzen. Auch eine Nierenentzündung, ein zu hoher Blutdruck, ein Sehfehler oder eine Nasennebenhöhlenentzündung sind meistens mit Kopfschmerzen verbunden. Rein organisch bedingt, so schätzt man, sind jedoch lediglich zehn Prozent aller Kopfschmerzen.

In die dritte Gruppe gehören Kopfschmerzen, die bei Gefäßleiden infolge von Durchblutungsstörungen entstehen, auch durch Infektionen und Vergiftungen aller Art.

Als weitere Gruppe gibt es noch das seelisch bedingte Kopfweh, das oft am schwierigsten in den Griff zu bekommen ist. Bei sehr vielen Kopfschmerzzuständen sind seelische Belastungen zumindest mit im Spiel.

Die meisten Beschwerden dieser Art werden durch eine falsche Lebensweise wie Alkohol- und Nikotinmißbrauch, Ernährungssünden, Unterkühlung und Überanstrengung hervorgerufen. Wer die Ursache kennt, darf getrost versuchen, die Kopfschmerzen durch ein Hausmittel zu vertreiben.

So kann auch ein Senfpflaster oft rasche Linderung bringen. Pfarrer KNEIPP charakterisierte diese Auflage so: »Es ist ein ganz schuldloses Mittel und wirkt unstreitig stärker als Wasserauflagen.« Mit »schuldlos« meinte der berühmte Wasserdoktor: Das Senfpflaster hat keine unerwünschten Nebenwirkungen. Den Samen des Schwarzen Senfs kann man in der Apotheke kaufen. Für ein Senfpflaster verrührt man drei Teelöffel Senfmehl mit wenig kaltem Wasser zu einem dicken Brei. Diesen trägt man auf einen Waschlappen auf und legt ihn auf den Nackenansatz zwischen die Schulterblätter. Man beläßt das Pflaster nur wenige Minuten auf der Haut. Die wohltuende Wirkung macht sich sofort bemerkbar. Dort, wo das Pflaster liegt, bildet sich eine feuerrote Stelle. Die Erklärung: Das stark reizende Senföl hat das im Kopf angestaute Blut abwärtsgezogen.

Immer sind Kopfschmerzen ein Zeichen dafür, daß

irgendwo im Organismus etwas nicht stimmt. Die meisten Patienten nehmen an, daß ihre Gehirnnerven so schmerzen. Doch diese sind völlig schmerzunempfindlich. Eine schwere Gehirnoperation könnte zum Beispiel ohne jede Narkose ausgeführt werden. Aber die Gehirnmasse ist in verschiedene Häute eingelagert. Und jede Reizung dieser Hirnhäute tut weh. Die im gesamten Kopf- und Nackenbereich gelagerten Nervenenden geben entspannende Signale augenblicklich ans Gehirn weiter. Man kann sich also rasch durch eine Selbstmassage von Kopfschmerzen befreien.

So wird es gemacht: Setzen Sie sich in bequemer Haltung vor das offene Fenster, atmen Sie tief durch. Legen Sie die Fingerspitzen in den Nacken, tasten Sie nach den Wirbelkörpern der Halswirbelsäule, streichen Sie von dort aus nach beiden Seiten über die Schulterblätter. Machen Sie diese Massageübung etwa zehnmal nacheinander – Sie werden verblüfft sein, wie wohl das tut.

Auch folgende Techniken lassen sich leicht erlernen und selbst ausführen:

○ Mit den Fingern kreisende Bewegungen vom Ohr über den Nacken ausführen.
○ Den Nacken in kleinen Kreisen hinuntermassieren, immer von innen nach außen; zehnmal auf jeder Seite ist genug.
○ Mit einer Hand den anderen Arm von den Schultern mehrmals bis zu den Fingerspitzen hinunterstreichen.
○ Fünfmal mit beiden Händen unter leichtem Druck einen Halbkreis vom Hinterkopf aus über die Schultern bis zu den Oberarmen beschreiben.

KAPITEL 10

So rückt man dem Schnupfen zu Leibe

Wer gesundheitlichen Störungen mit Wasseranwendungen nach Pfarrer KNEIPP zu Leibe rücken will, hat meist ein ganzes Bündel von nützlichen Maßnahmen zur Verfügung. Oft ragt aber auch eine Anwendung hervor, die sich ganz besonders eignet, ein bestimmtes Krankheitsbild günstig zu beeinflussen. Beim Schnupfen, den man sich in der kalten Jahreszeit nur zu leicht einfangen kann, ist es das Kopfdampfbad (wie man es macht, erfahren Sie gleich).
Die Frage nach einem Schnupfenmittel ist eigentlich paradox. Denn der Schnupfen selbst ist ja bereits nichts anderes als ein ganz natürliches Gegenmittel des Organismus, um mit eingedrungenen Schnupfenviren fertig zu werden: Durch das Abfließen des Nasensekrets und durch explodierendes Niesen will der Körper die Krankheitserreger rasch wieder loswerden. Besser fragt man also nach Maßnahmen, die die körpereigenen Abwehrreaktionen unterstützen oder die lästigen Begleiterscheinungen des Schnupfens lindern können.
 Sollte es Ihnen einmal unangenehm in der Nase kribbeln, dann haben Sie es mit KNEIPP oft noch selbst in der Hand, den Ausbruch des Schnupfens zu verhindern. Nehmen Sie sofort ein ansteigendes Halbbad!

Lassen Sie dazu Wasser mit einer Temperatur von 33 bis 34 Grad in die Wanne ein. Prüfen Sie die Temperatur bitte mit einem Badethermometer nach. Beim Halbbad soll das Wasser gerade bis zum Bauchnabel reichen. Das Badezimmer muß unbedingt warm sein, Sie dürfen also nicht frösteln. Nun setzen Sie sich in die Wanne und lassen ganz langsam heißes Wasser zulaufen. Nach Möglichkeit soll die Temperatur pro Minute um einen Grad ansteigen – und zwar bis auf 39 oder 40 Grad oder gar darüber (siehe auch Kapitel 19).

Dieses ansteigende Halbbad sollte nicht länger als zwölf bis fünfzehn Minuten dauern. Es ist sinnvoll, während dieser Zeit in der Wanne eine Tasse heißen Holunderbeerentee zu trinken. Meist spüren Sie dann schon, wie Ihnen der Schweiß auf die Stirn tritt. Dann rasch aus der Wanne, kurz abtrocknen und im Bett eine halbe Stunde nachschwitzen!

Sollte es Sie aber doch schon erwischt haben, rate ich Ihnen zu einem Kopfdampfbad mit Kamillenblüten oder Kamillenextrakt. Nehmen Sie eine Handvoll getrockneter Kamillenblüten (oder Kamillenextrakt laut Anweisung auf dem Beipackzettel), geben Sie sie in eine weite Schüssel, und gießen Sie kochendes Wasser darüber. Atmen Sie nun unter einem großen Badetuch die heilsamen Dämpfe ein – das tut spürbar gut.

Alle Pflanzenarten enthalten sogenannte ätherische Öle, die sich durch ihren intensiven Geruch bemerkbar machen können. Die ätherischen Öle bestehen aus den verschiedensten Substanzen. Neben den Duftstoffen kommen möglicherweise beruhigende, anregende, schweißtreibende oder schleimlösende Stoffe vor.

So rückt man dem Schnupfen zu Leibe

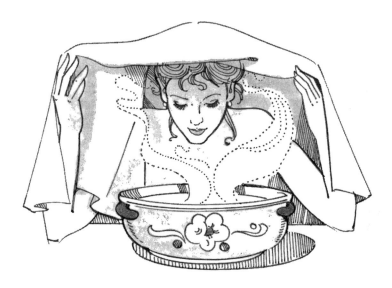

Zu den alten Hausmitteln gehört das Kopfdampfbad mit Kamille. Es lindert auch die Begleiterscheinungen des Schnupfens.

In den meisten unserer Arzneipflanzen sind die ätherischen Öle besonders hochkonzentriert. In der Kamille ist es beispielsweise das blaue Kamillenöl, das wegen seiner azurblauen Farbe »Azulen« genannt wird. Die hervorragenden Eigenschaften dieser Heilsubstanz: Sie wirkt antibakteriell, entzündungshemmend, antiallergisch, beruhigend und wundheilungsfördernd. Durch kochendes Wasser wird das ätherische Öl gelöst; bei einem Kopfdampfbad mit Kamille atmen Sie sozusagen die reine Gesundheit ein.

Ein Tip noch: Die ätherischen Öle von Arzneipflanzen verflüchtigen sich während der Lagerung. Getrocknete Kamillenblüten darf man also nicht zu lange lagern, sonst verlieren sie ihre Wirkung.

Eine andere KNEIPP-Maßnahme, mit der man sich den Schnupfen im wahrsten Sinne des Wortes vom Leib halten kann, ist die sogenannte *intranasale Hydrotherapie*. Dieses Medizinerlatein hört sich furchtbar geschraubt an, es bedeutet jedoch nichts anderes als »Wasseraufschnauben«. Dazu läßt man ein wenig kaltes Wasser in die hohle Hand laufen und zieht es dann einmal rechts, einmal links in jedes Nasenloch. Bitte nur so viel, daß das Wasser nicht in den Rachen läuft! Anschließend schneuzt man kräftig aus – eine Maßnahme, die durchaus einen befreienden Nieser auslösen kann.

Diese Anwendung – vier- bis fünfmal täglich – lindert sehr nachdrücklich einen akuten Schnupfen, besonders den Stockschnupfen. Aber auch Nasennebenhöhlenentzündungen gehen zurück, angeschwollene Nasenschleimhäute schwellen ab, und sogenannte Polypen können sich sogar zurückbilden.

Vor allem aber ist diese kinderleichte Anwendung etwas für Gesunde. Wenn Sie regelmäßig in der Früh ein wenig Wasser aufschnauben und gleich wieder ausschneuzen, reinigen Sie die Nase gründlich von Staub und Schmutz. Sie beugen damit dem Schnupfen vor und können sich auch weitgehend vor Pollenallergien (Heuschnupfen) schützen.

Schnupfenanfällige haben meist ein geschwächtes körpereigenes Abwehrsystem. Denn der Schnupfen ist sehr häufig die Begleiterscheinung eines Allgemeinleidens. Bei kalten Füßen wird beispielsweise durch Fernwirkung auch die Nasenschleimhaut weniger durchblutet; Krankheitserreger haben dann leichtes Spiel.

Bei chronischen oder immer wiederkehrenden Katarrhen kommt es nicht so sehr darauf an, den örtlichen Maßnahmen Beachtung zu schenken. Auf Medikamente, die die Nasenschleimhaut abschwellen lassen, sollte zum Beispiel ganz verzichtet werden. Denn nach einiger Zeit können sie die empfindliche Schleimhaut austrocknen und damit schädigen – und noch anfälliger machen.

Statt dessen ist es unbedingt notwendig, den allgemeinen Gesundheitszustand zu bessern. Das können Sie bereits mit einem täglichen Wechselfußbad erreichen. Füße fünf Minuten lang in einen Eimer mit Wasser (40 Zentimeter hoch) von 37 bis 38 Grad stellen; dann Füße zehn Sekunden kalt abduschen; insgesamt zweimal wechseln, mit »kalt« aufhören. Mit einer einmaligen Anwendung ist es allerdings nie getan. All diese Dinge nützen nur, wenn Sie »am Ball bleiben«.

KAPITEL 11

Der Gesichtsguß macht die Nebenhöhlen frei

Jeder banale Schnupfen kann kompliziert werden, wenn die Krankheitserreger in die sogenannten Nebenhöhlen der Nase wandern; dabei handelt es sich um ein ganzes Labyrinth von luftgefüllten Hohlräumen, die mit den Nasengängen durch kleine Öffnungen unmittelbar in Verbindung stehen. Dauert ein Schnupfen länger als eine Woche, so muß man eine Nasennebenhöhlenentzündung mit in Betracht ziehen.

Die Schleimhaut der Nebenhöhlen schwillt an, rötet sich und sondert Schleim und Eiter ab. Das Sekret kann sowohl aus der Nase als auch in den Rachen fließen. Meist sind starke Kopfschmerzen mit einer Nebenhöhlenentzündung verbunden; sie verschlimmern sich, wenn der Patient den Kopf senkt. Das Gewebe über der betroffenen Höhle wird druckempfindlich, vielfach stellt sich auch leichtes Fieber ein.

Bei solchen Beschwerden sollten Sie es einmal mit regelmäßigen Wechselgesichtsgüssen nach Pfarrer KNEIPP probieren! Die Technik ist ganz einfach: Schrauben Sie von der Handbrause den Duschkopf ab und stellen Sie den Wasserdruck so ein, daß der Strahl nicht herausschießt, sondern in sich zusammenfällt.

Der Gesichtsguß macht die Nebenhöhlen frei

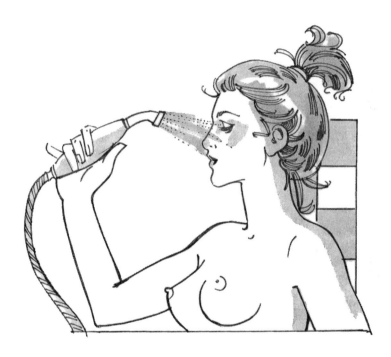

Mit einem sanften Strahl aus dem Schlauch der Handbrause wird die Nasenregion wechselnd kalt und warm »gegossen«.

Dann »gießt« man mit kaltem Wasser (10 bis 12 Grad Celsius) in Höhe der Nasenwurzel etwa 30 bis 45 Sekunden lang. Wechseln Sie zu warmem Wasser, »gießen« Sie etwa zwei Minuten, und beenden Sie die Prozedur wieder mit »kalt«.

Durch diese einfache Wassertherapie werden Nase und Nebenhöhlen vermehrt durchblutet und die körpereigenen Abwehrkräfte mobilisiert. Am besten führen Sie den Gesichtsguß morgens und abends durch. Anschließend wird das Gesicht immer abgetrocknet.

Eine weitere KNEIPP-Maßnahme, mit der man sich Schnupfen und Nebenhöhlenentzündungen vom Leib halten kann, ist die bereits im vorigen Kapitel beschriebene *intranasale Hydrotherapie*.

Die Bedeutung der Nasennebenhöhlen ist bis heute nicht restlos geklärt. Diese luftgefüllten Räume sind weder am Geruchs- oder Geschmackssinn beteiligt, noch dienen sie in irgendeiner Weise dem Atmungsvorgang. Man vermutet, daß diese Knochenaussparungen von der Natur zur Entlastung der Halswirbelsäule angelegt wurden. Der Schädel ist natürlich durch die Anlage der Nebenhöhlen beträchtlich leichter, als wenn diese Höhlen mit Knochensubstanz ausgefüllt wären. Zum anderen wirken die Nebenhöhlen als Resonanzkörper klangverstärkend auf die Aussprache.

Insgesamt sind es sieben Nebenhöhlen, die Ärger machen können, wenn sie sich entzünden: zwei Stirnhöhlen oberhalb der Augenbrauen, die beiden Kieferhöhlen in der Wangengegend, zwei Siebbeinzellsysteme zwischen Nasenhöhle und Augenhöhle und schließlich die Keilbeinhöhle – doch sie liegt so tief im

Inneren des Schädels über dem Rachen, daß sie kaum einmal von Krankheitserregern aufgespürt wird.

Die Erkrankungen der Nase und ihrer Nebenhöhlen sind zahlreich. Sie reichen von angeborenen Mißbildungen über banalen Schnupfen bis zu bösartigen entzündlichen Prozessen. Da die Nasenräume auch unmittelbar mit dem Gehör- und Gleichgewichtsorgan in Verbindung stehen, werden die meisten Ohrenleiden ebenfalls durch Entzündungen der Nase hervorgerufen.

Zur häuslichen Behandlung der Nebenhöhlenentzündung gibt es allerlei Möglichkeiten: Kopfdampfbäder mit Kamille, heiße Auflagen und Wärmebehandlungen, am besten mit dem tiefenwirksamen Infrarotlicht. Bleiben Sie nach Möglichkeit im Haus, bis die Nebenhöhlenentzündung abgeklungen ist. Wenn sich die Beschwerden gar nicht bessern wollen, suchen Sie bitte einen Hals-Nasen-Ohren-Arzt (kurz: HNO-Arzt) auf. Er ist in der Lage, eine exakte Diagnose zu stellen. Durch Röntgenaufnahmen oder Durchleuchtung mit einem Spezialgerät wird eine vereiterte Höhle als Schatten sichtbar. Der Facharzt kann auch mit Hilfe einer Spiegelung herausfinden, aus welcher Höhle sich etwa Eiter in die Nase oder den Rachen entleert.

Um die Heilung zu beschleunigen, wird der Arzt möglicherweise abschwellende Tropfen oder keimtötende Medikamente verordnen. Nicht selten muß sich der Patient aber auch einer kleinen Operation unterziehen. Dabei wird die betroffene Höhle mit einer Stahlnadel punktiert, durchspült und der Inhalt abgesaugt. Eine andere Möglichkeit: In die Nasenseitenwand zur Kieferhöhle wird ein kleines Fenster geschnitten, damit das Sekret ablaufen kann.

Soweit muß es aber nicht kommen. Neben den KNEIPPschen Anwendungen können Sie nämlich zunächst noch versuchen, die Beschwerden mit einem sehr bewährten homöopathischen Mittel zu kurieren. Gemeint ist »Kaliumbichromatpulver«. Das können Sie rezeptfrei in jeder Apotheke kaufen. Verlangen Sie die homöopathische Verreibung in der »vierten Potenz«. Man läßt davon dreimal täglich eine Messerspitze voll auf der Zunge zergehen und schnupft zusätzlich je eine Prise in jedes Nasenloch.

Außerdem kann die sogenannte nasale Reflextherapie von Nutzen sein, eine Technik, auf die man sich in den meisten Naturheilpraxen versteht. Dabei werden die inneren Nasengänge mit ätherischen Ölen massiert – eine nicht ganz angenehme, aber bei Nebenhöhlenentzündungen erstaunlich nützliche Angelegenheit.

KAPITEL 12

Bei Halsweh bringt der Quarkwickel rasche Hilfe

Ein Erwachsener merkt in der Regel, wenn sich bei ihm eine Mandelentzündung anbahnt: Der Hals kratzt, es kommt zu Schluckbeschwerden, irgendwie fühlt man sich unwohl in seiner Haut. Häufig kennt man sogar die Ursache der Halsschmerzen – am Vorabend war vielleicht eine Festlichkeit oder vielleicht auch nur der Kegelabend, aber man hat zuviel geraucht und scharfe Sachen getrunken oder auch nur zuviel geredet oder gesungen. Sogar vom Lachen kann man, wenn die Stimmbänder überstrapaziert werden, Halsschmerzen bekommen. Bis zu einer Mandelentzündung – medizinisch *Angina tonsillaris* – ist es dann kein weiter Weg mehr. Denn jede Überanstrengung bedeutet eine Schwächung der Körperabwehr. In diesem Fall haben krankmachende Bakterien leichteres Spiel. Sie vermehren sich rasend im weichen lymphatischen Gewebe der Rachenmandeln; es kommt zu einer Entzündung.

Bei den ersten Anzeichen einer Mandelentzündung haben Sie mit dem KNEIPPschen Halswickel ein vorzügliches Mittel, um dem möglichen Ausbruch der Erkrankung noch Einhalt zu gebieten. Nehmen Sie bitte vor dem Zubettgehen ein dünnes Leinenhandtuch.

Machen Sie das Handtuch zur Hälfte unter kaltem Wasser naß. Falten Sie das Tuch nun der Länge nach zu einem etwa handbreiten Streifen. Beginnend mit der feuchten Hälfte, wickelt man das Handtuch nun um den Hals; die trockene Seite überlappt ganz automatisch den naßkalten Teil und bildet sozusagen einen Zwischenwickel. Um die Wirksamkeit des Halswickels zu steigern, schlingt man sich jetzt noch einen Wollschal um den Hals.

Die Wirkung eines kalten Wickels hängt unter anderem davon ab, wie lange er angelegt wird. Wenn er dem Körper Wärme entziehen soll, muß er etwa alle zwanzig Minuten gewechselt werden. Legt man ihn am Abend als »Feuerwehr« gegen eine Mandelentzündung an, darf der Wickel während der Nacht dranbleiben; wenn er Sie allerdings während der Nacht stört, können Sie ihn ohne weiteres abnehmen. Mindestens ein bis zwei Stunden sollte der Halswickel aber wirken. In dieser Zeit bildet sich unter dem Wickel ein Wärmestau, der für eine bessere Durchblutung der Rachenregion sorgt und dadurch die körpereigenen Abwehrkräfte in hohem Maße unterstützt.

Wenn sich Beläge auf den Gaumenmandeln bilden und sich ausbreiten, eine grau-grüne Farbe annehmen oder auch auf Gaumenbögen und im Rachen sichtbar werden und das Fieber über 39 Grad klettert, sollte man ärztliche Hilfe in Anspruch nehmen (bei der gefährlicheren Diphtherie gibt es zum Beispiel ähnliche Symptome).

Häufige und chronische Mandelentzündungen sind meist der Grund für eine Operation. Denn jede Entzündung hinterläßt Narben. Dadurch können die

Bei Halsweh bringt der Quarkwickel rasche Hilfe

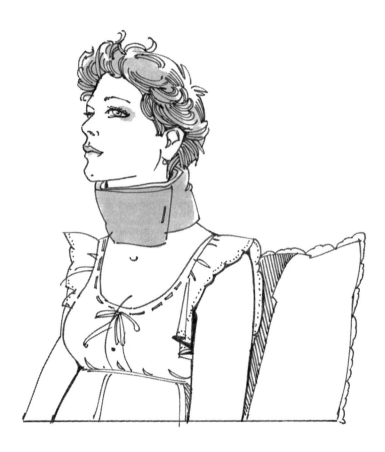

Eine sehr wirksame und beliebte Sonderform des Halswickels ist der Quarkwickel – er hilft gut gegen Mandelentzündungen.

Mandeln eines Tages ihre Funktion nicht mehr erfüllen. Bakterien und Gifte dringen ungehindert in den Blutkreislauf ein und können akute Organschäden verursachen. Viele Ärzte sind allerdings der Ansicht, daß neunzig Prozent aller Mandeloperationen überflüssig sind! Ein Maßstab: Es wird beispielsweise erst zu einer Operation geraten, wenn Kinder siebenmal jährlich Mandelentzündungen bekommen!
Im Gegensatz zu Erwachsenen äußern sich Kinder so gut wie nie, wenn sie Halsschmerzen bekommen. Die Mandelentzündung ist ganz plötzlich da, meist morgens beim Aufwachen. Denn unbemerkt hat sich die akute Erkrankung während des Schlafes entwickelt. Wenn Kinder morgens über Halsweh und Schluckbeschwerden klagen, schauen Sie ihnen doch rasch einmal in den Hals! Mit einem sauberen Teelöffel kann man nicht nur leicht die Zunge des kleinen Patienten herabdrücken, sondern das blanke Metall bringt auch – je nach Lichteinfall – Helligkeit in die dunkle Mundhöhle. Meist sieht man dann schon, daß die Rachenmandeln stark gerötet und angeschwollen sind. Tasten Sie bitte nach den Lymphdrüsen in den Kieferwinkeln: Auch die sind in der Regel verdickt. Denn es handelt sich um die den Mandeln am nächsten gelegenen »Polizeistationen«, in denen krankmachende Bakterien abgefangen werden, bevor sie weiter in den Blutkreislauf eindringen können. Legen Sie dem Kind schließlich noch die Hand auf die Stirn – so kann man auch ohne Thermometer leicht feststellen, ob der Körper bereits mit Fieber reagiert (fühlt sich die Stirn heiß an, ist es ratsam, die Körpertemperatur mit einem Fieberthermometer genau nachzumessen).

Ein Kind mit Mandelentzündung sollte unbedingt im warmen Bett bleiben! Schule oder Kindergarten können wirklich mal ein oder zwei Tage warten. Das Hausmittel der Wahl kennen Sie nun bereits: Es ist ein feuchtkalter Halswickel nach KNEIPP.

Eine sehr wirksame und beliebte Sonderform stellt die Quarkauflage dar. Rühren Sie dazu einfachen Speisequark mit wenig Wasser zu einem dicken Brei an. Diesen streicht man fingerdick auf einen trockenen Wickel, der, wie bereits beschrieben, angelegt wird. Der Quarkwickel soll bis zu einer Stunde wirken. Dann ist der Quark eingetrocknet und bröckelig geworden und hat einen üblen Geruch angenommen. Dies ist ein Zeichen dafür, daß er Giftstoffe über die Hautporen regelrecht aus dem Körper herausgezogen hat.

Als lokale Maßnahme empfiehlt es sich, mehrmals täglich zu gurgeln und den Mund gut auszuspülen. Hilfreich ist dabei etwa der Kamillentee, der entzündungshemmende, bakterizide, abschwellende und beruhigende Stoffe enthält. Eine Abkochung von Salbeiblättern tut ähnlich gute Dienste. Keimtötend wirkt auch das Gurgeln mit Salzwasser, ein Teelöffel Salz pro Glas.

Eine weitere probate Maßnahme: Drehen Sie einen Wattebausch zu einer kleinen Kugel und tauchen Sie ihn in frisch ausgepreßten Zitronensaft. Reiben Sie dann mit Hilfe einer Pinzette mit diesem Tupfer die entzündeten Mandeln, den Rachen und die Zunge vorsichtig ab. Das mag ein bißchen brennen, wird aber danach vom Patienten als erfrischende Wohltat empfunden.

KAPITEL 13

Ein Guß vertreibt den Schmerz aus Arm und Schulter

Das ist ein scheußliches Gefühl, wenn einem dauernd der Arm weh tut; wenn man sich nur mit Mühe und Not den Mantel anziehen kann, wenn es kaum gelingt, sich vernünftig zu kämmen. Der Schmerz kommt irgendwo aus der Schulter, aber genau ist er nicht zu lokalisieren.

Der Arzt nennt es Schulter-Arm-Syndrom. Mit dem Wort »Syndrom« umschreibt er ein komplexes Beschwerdebild, das nicht recht greifbar ist. In der Regel handelt es sich um eine ganze Palette von Begleiterscheinungen und Möglichkeiten ihrer Ursachen – eine Symptomengruppe.

Beim Schulter-Arm-Syndrom lassen sich unter Umständen auf dem Röntgenbild Verschleißerscheinungen oder ein Entzündungsherd am Schultergelenk oder an der Gelenkkapsel feststellen. Manchmal findet man aber auch eine Verkalkung an den Sehnenansätzen oder Verhärtungen in den betroffenen Muskelgruppen. Vielfach entdeckt der Doktor aber nichts, rein gar nichts.

Im akuten Zustand, sollte man wissen, gibt es keine bessere Therapie als den kalten KNEIPPschen Armguß. In fast allen Fällen lindert der Armguß die Schmerzen

Ein Guß vertreibt den Schmerz aus Arm und Schulter

sehr viel rascher als warme Anwendungen. Die Technik des Armgusses ist einfach: Nehmen Sie einen Wasserschlauch (von der Dusche im Badezimmer schraubt man am besten den Brausekopf ab!) und stellen Sie den Wasserdruck so ein, daß der Strahl nicht herausschießt, sondern weich in sich zusammenfällt.

Beginnen Sie den Armguß am rechten Handrücken. Führen Sie den Wasserstrahl an der Außenseite des rechten Armes bis zur Schulter hoch, verweilen Sie dort einige Sekunden, und lassen Sie das Wasser am Arm herunterlaufen; dann führt man den Wasserschlauch an der Innenseite des Armes zurück. Nach dem gleichen Schema gießt man den linken Arm. Das Ganze wird dann zwei- bis dreimal wiederholt, wobei man beim zweiten Durchgang an der Innenseite des rechten Armes beginnen sollte. Beim Schulter-Arm-Syndrom ist es nützlich, den Armguß mit einem kurzen Nackenguß zu kombinieren.

Das Schulter-Arm-Syndrom rechnet man zum rheumatischen Formenkreis – ein paar Dutzend Beschwerdebilder gehören dazu. Ein bekannter Rheumatologe hat einmal gesagt: »Linderung verschafft sich der am ehesten, der selbst zum Spezialisten seiner Rheumaschmerzen wird.« Es gibt tausend Hausmittel gegen Rheuma, von denen ein geplagter Patient die wichtigsten einfach kennen muß.

Pfarrer KNEIPP riet beispielsweise: »Wer Anlagen hat zu Gicht und Rheuma oder schon an diesen Gebrechen leidet, trinke längere Zeit hindurch ein bis zwei Tassen Schlüsselblumentee täglich. Die heftigen Schmerzen werden sich lösen und allmählich ganz verschwinden.«

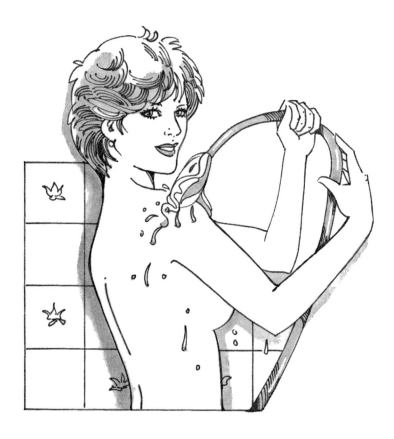

Vom Handrücken zur Schulter wird der Armguß ausgeführt, dann am Innenarm abwärts und schließlich zur Handfläche zurück.

Ein Guß vertreibt den Schmerz aus Arm und Schulter

Nehmen Sie zwei Teelöffel des getrockneten Krautes, übergießen Sie es mit einer Tasse Wasser, und lassen Sie das Ganze zehn Minuten lang kochen. Dann abseihen und morgens und abends je eine Tasse davon trinken! Auch die Abkochung der Wurzel – zwei Eßlöffel auf einen Viertelliter Wasser – ergibt einen wirksamen Rheumatee. Durch den Saponingehalt der Schlüsselblume wird überschüssige Harnsäure ausgeschieden und der Stoffwechsel angeregt. Allerdings gibt es Patienten, die auf Primelgewächse allergisch reagieren. Ihnen ist mit Brennesseltee besser gedient (zwei Eßlöffel des getrockneten Krautes werden mit einer Tasse siedendem Wasser überbrüht und dann fünf Minuten ziehen gelassen).

Ist das Schulter-Arm-Syndrom bereits chronisch geworden – man quält sich schon wochenlang damit herum –, lindern eher als ein kalter Guß warme und heiße Anwendungen die Beschwerden. KNEIPP-Ärzte empfehlen dann gerne eine Kartoffelpackung. Kochen Sie ein halbes Kilo Pellkartoffeln weich und zerdrücken Sie sie mit dem Kartoffelstampfer. Füllen Sie die feucht-heiße Masse dann in einen kleinen Kissenbezug und legen Sie diesen auf die schmerzenden Muskelpartien (beim Schulter-Arm-Syndrom sollte die Packung vom Schultergelenk bis zum Nackenansatz reichen). Die Vorzüge einer Kartoffelpackung: Sie modelliert sich ideal den Körperformen an und speichert sehr lange die Wärme.

Entwicklungsgeschichtlich spielt das Schulter-Arm-Syndrom eine nicht unbedeutende Rolle. Bereits in grauer Vorzeit ging der Mensch im Gegensatz zu anderen jagenden Säugern dazu über, seine Beute nicht an Ort und Stelle zu verzehren, sondern auf seinen Schultern in entlegene Höhlen zu schleppen. Auf diese Weise versorgte er vor allem den Nachwuchs, lud damit aber auch die Verantwortung für seine Familie auf sich. Der aufrechte Gang des Menschen und seine neuen Aufgaben forderten ihren Tribut: Schulter-Arm-Schmerzen. Noch heute spricht man in übertragenem Sinne davon, daß sich »jemand große Aufgaben aufbürdet« oder daß er »die Last der Verantwortung zu tragen hat«. Auch seelische Belastungen sind häufig die Ursache einer verkrampften Rückenmuskulatur und daraus resultierender Schmerzen.

Wo trotz des feinmaschigen diagnostischen Netzes keine nachweisbaren organischen Schäden zu finden sind, können vielleicht zum Teil verpönte Außenseiterheilmethoden Linderung verschaffen. So tragen beispielsweise Tausende von Menschen bei uns, ganz gleich von welchem Stand und Rang, am Handgelenk ein Kupferarmband. Und die meisten schwören Stein und Bein darauf, daß sie durch den Reif aus rötlichem Schwermetall weniger Schmerzen haben. Modegag, Aberglaube oder Arznei? Fest steht, daß zum Aufbau der körpereigenen Abwehrkräfte das Spurenelement Kupfer unerläßlich ist. Da Kupfer von Schweiß aufgelöst werden kann, ist es denkbar, daß winzige Kupfermengen über die Hautporen in den Blutkreislauf eingeschleust werden, wo sie möglicherweise einen therapeutischen Effekt auslösen. Das sind jedoch reine Vermutungen. Wissenschaftlich nachweisbar ist dagegen die Wirksamkeit eines kalten Wassergusses nach Pfarrer KNEIPP. Der nebenwirkungsfreie Armguß ist deshalb uneingeschränkt zu empfehlen.

KAPITEL 14

Bronchitis nicht auf die leichte Schulter nehmen

Eine akute Bronchitis kündigt sich mit quälendem Hustenreiz, Fieber und einem Gefühl der Abgeschlagenheit an. Meist ist ihr ein handfester Schnupfen vorausgegangen: Die Erkältungsviren sind aus dem Nasen-Rachen-Raum in den oberen Atemtrakt gewandert und haben zur Entzündung der empfindlichen Schleimhäute geführt. Fiebernde Bronchitispatienten, vor allem Kinder, gehören ins Bett. Versorgen Sie sie mit reichlich Flüssigkeit; heiße Milch mit Honig lindert beispielsweise vorzüglich das Krankheitsgefühl, aber auch erfrischende Säfte sind nützlich. Hunger haben fiebernde Patienten dagegen selten. Es handelt sich hier um eine Selbstschutzmaßnahme des Organismus, der seine Kräfte lieber den Abwehrmechanismen als den komplizierten Verdauungsprozessen zuwendet. Versuchen Sie, mit den herkömmlichen KNEIPP-Methoden das Fieber in Schach zu halten. Geeignet sind die kurzen kalten Anwendungen, vor allem Wadenwickel, die häufig gewechselt werden, und kühlende Oberkörperwaschungen. Als Erwachsener ist man schlechter dran, wenn man raucht. Deshalb wird in der Regel in dieser Hinsicht ein Verbot erteilt.

Die Bronchitis heilt bei richtiger Behandlung rasch aus. Wird sie verschleppt, kann sie jedoch in ein chronisches Stadium übergehen. Dann besteht die Gefahr, daß die Bronchialschleimhaut Schaden nimmt. Im fortgeschrittenen Stadium kann es sogar zu herdförmigen Lungenentzündungen kommen, was zu einer Überlastung des Herzens führt. Wie leichtfertig und unvernünftig mit Husten (sprich: akute Bronchitis) umgegangen wird, zeigt eine traurige Statistik. Die chronische Bronchitis ist nicht nur die häufigste Erkrankung der Atemwege, sondern eines der gefährlichsten Leiden unserer Zeit. Allein in der Bundesrepublik Deutschland fordert sie jährlich rund 15 000 Opfer. Man schätzt, daß bereits 100 000 Bundesbürger an einer chronischen Bronchitis leiden!

Deshalb ist es notwendig, gleich etwas zu tun. Das KNEIPP-Mittel Nummer eins ist bei der akuten Bronchitis der Brustwickel. Dieser Wickel soll von den Achselhöhlen bis unter die Rippenbögen reichen. Bitten Sie den Patienten, sich im Bett aufzurichten. Legen Sie die vorbereiteten Tücher – zuunterst die Wolldecke, darauf ein Zwischentuch aus Leinen und schließlich das feuchte Wickeltuch – so auf das Bettlaken, daß der Patient beim Zurücklegen mit dem nackten Oberkörper genau in die richtige Lage kommt. Der Patient soll ein wenig einatmen, bevor Sie die Wickeltücher fest anziehen. Auf diese Weise sitzen sie später nicht zu eng am Körper.

Der bei Fieber kalte, wärmeentziehende Wickel soll nach spätestens zwanzig bis dreißig Minuten abgenommen und dann unter Umständen erneuert werden. Soll der kalte Wickel schweißtreibend wirken,

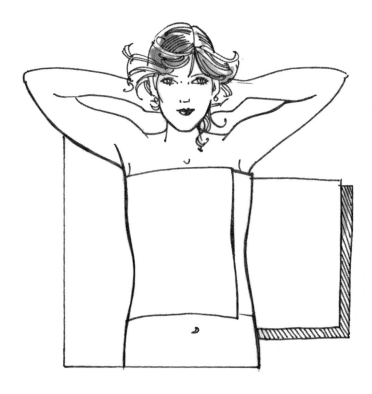

Das beste Mittel, um eine akute Bronchitis zu bekämpfen, ist der Brustwickel. Er reicht von den Achseln bis zu den Rippen.

bleibt er bis zu einer guten Stunde liegen. Bei trockenem, bellendem Husten ohne Fieber kommt aber auch der entsprechende und beruhigende heiße Wickel in Frage. Er sollte dann abgenommen werden, wenn er sich abgekühlt hat; das dauert etwa eine halbe Stunde.

Eine sehr gute Hilfe, aber eine viel drastischere Maßnahme als der feucht-kalte Brustwickel, ist der Brustsenfwickel. Er sollte jedoch nicht bei kreislaufschwachen Menschen angelegt werden, weil er ziemlich anstrengt. Doch besonders Kindern und älteren Menschen, die unter starker Atemnot leiden, bringt er rasche Linderung. Verrühren Sie bitte zwei Handvoll Senfmehl in einem Liter lauwarmem Wasser. Warten Sie drei bis fünf Minuten – diese Zeit benötigt der gemahlene Senfsamen, um seine wirksamen ätherischen Öle zu entfalten.

Der dünne Brei wird nun fingerdick auf das übliche Wickeltuch gestrichen. Der Wickel wird wie üblich angelegt, darf nun aber keineswegs so lange liegenbleiben wie der feuchtkalte Brustwickel. Denn schon bald beginnt die Haut unter dem Senfwickel zu brennen. Spätestens jetzt sollten Sie den Senfwickel wieder abnehmen – der Oberkörper des Patienten ist nun bereits krebsrot geworden. Das ist ein Zeichen für eine besonders gute Durchblutung des Brustkorbes und damit des gesamten Atemtraktes. Die Wirkung des Senfwickels ist meist auch ganz verblüffend: Der Patient bekommt wieder Luft, und ein Atemnotanfall ist für eine geraume Weile gebannt.

Wenn die Hustenattacken nicht gar zu kräftezehrend sind, behandelt man den Hustenreiz aus naturheilkundlicher Sicht nach Möglichkeit nicht mit hustenreizstillenden Medikamenten. Denn der Husten ist ja ebenfalls eine Selbstschutzmaßnahme des Organismus: Durch Abhusten werden die verschleimten Bronchien reflexartig gereinigt. Erfahrene Therapeuten kennen sogar das geflügelte Wort »Haut schwitzt, Schleimhaut schleimt«; das heißt, die Absonderungen der mit Schleimhaut ausgekleideten Bronchien sollen nicht künstlich unterdrückt, sondern eher noch gefördert werden. Naturheiler sagen treffenderweise auch: »Jede Behinderung eines Entgiftungsvorganges bedeutet eine Verhinderung der Heilung.«

Mit Bettruhe, Schwitzen und lindernden KNEIPP-Maßnahmen wird man die Erkältung bald wieder los. Regelmäßige Saunabesuche, Ganzkörperwaschungen, Wechselduschen und Trockenbürsten gehören zu den bewährten Maßnahmen, mit denen man sich durch Steigerung der körpereigenen Abwehrkräfte vor der nächsten Bronchitis schützen kann.

Wenn Sie aber häufiger an Husten und Heiserkeit leiden, beim Treppensteigen kurzatmig werden, Atembeklemmungen haben und Schmerzen unter dem Brustbein verspüren, sollten Sie unbedingt einen Arzt aufsuchen. Möglicherweise haben Sie dann bereits eine akute Bronchitis verschleppt – sie ist chronisch geworden. Folgen Sie unbedingt den Anweisungen des Arztes, damit es nicht zu schweren Organschäden kommt!

KAPITEL 15

Herzbeschwerden müssen nicht sein: So beugt man vor

Herz-Kreislauf-Erkrankungen nehmen in allen Krankenstatistiken einen herausragenden Stellenwert ein. Jährlich erleiden allein 600 000 Bundesbürger einen Herzinfarkt. 150 000 überleben ihn nicht. Dabei hat es jeder selbst in der Hand, sich weitgehend vor solch einem lebensbedrohenden Ereignis zu schützen. Wie man das macht? Ganz einfach: Man lebt nach dem Kneipp-Programm! Am besten schon vorbeugend!

Die moderne Kneipp-Therapie kennt – wie schon gesagt – keineswegs nur Wasser, sondern sie steht auf insgesamt fünf festen Säulen. Sie umfaßt die *Wasserheilkunde* – das ist klar; aber gezielte *Bewegung*, vernünftige *Ernährung*, die *Pflanzenheilkunde* und die sogenannte *Ordnungstherapie* gehören ebenfalls dazu. Das Wort »Ordnungstherapie« ist vielleicht neu für Sie. Es bedeutet soviel wie »Ordnung in den Lebenslauf einbringen«, besser gesagt, das richtige Maß an Spannung und Entspannung zu finden.

Die wichtigsten Risikofaktoren, die zum Herzinfarkt führen, sind Bluthochdruck, erhöhte Blutfettwerte, Rauchen, Bewegungsmangel und Fehlernährung. Mit Kneipp-Maßnahmen lassen sich alle in Schach halten.

Daran sollten Sie bei jeder Wasseranwendung denken: Eine KNEIPP-Kur – ob zu Hause oder in einem Heilbad – ist keine Notfalltherapie. Wer akut und organisch erkrankt ist, muß zum Arzt oder ins Krankenhaus, benötigt wirksame Medikamente oder muß vielleicht sogar operiert werden. Die Wasserheilkunde bietet dagegen eher Hilfe bei der Unzahl nervöser Störungen, den sogenannten vegetativen Fehlsteuerungen. Darüber hinaus ist sie äußerst nützlich, wenn man gesund bleiben will, oder aber, um nach einer Erkrankung wieder auf die Beine zu kommen.

Sie brauchen wirklich keine Angst zu haben: Wasseranwendungen nach KNEIPP haben absolut nichts zu tun mit heldenhaften Durchhaltemanövern im eiskalten Brausebad. Da es mehr als hundert verschiedene Anwendungen gibt, lassen sie sich für jeden Menschen, für Patienten und für Gesunde, exakt dosieren.

Die Wassertherapie ist eine Reiztherapie. Wenn Sie einmal vergleichen wollen, können Sie sich sofort ein Bild von der Stärke unterschiedlicher Reize machen:
O Stärke I: warmes Fußbad,
O Stärke II: kalt-warmes Wechselarmbad,
O Stärke III: kalter Rückenguß.

Professor MAX HALHUBER, ein bekannter Herz-Kreislauf-Spezialist, hat einmal gesagt, daß die KNEIPP-Kur so fein dosierbar wie eine Mikrometerschraube sei.

Nun aber endlich ran ans Wasser! Wenn Sie gesund sind, erkundigen Sie sich doch bitte gleich nach den Badezeiten im nächsten Hallenbad. Und dann packen Sie Badeanzug oder Bikini ein, und gehen Sie wieder einmal eine halbe Stunde schwimmen!

Schwimmen ist eine Wasseranwendung besonderer Art. Auch Schwimmen läßt sich dosieren. Wenn Sie kaltes Wasser nicht mögen, nutzen Sie den Warmbadetag. Wenn eine halbe Stunde zu anstrengend für Sie ist, bleiben Sie eben nur fünfzehn Minuten im Wasser. So einfach ist das. Die beste Wirkung für Herz und Kreislauf erzielen Sie, wenn Sie dreimal in der Woche zum Schwimmen gehen.

Nun hat aber bereits nahezu die Hälfte aller Menschen mit etwa fünfzig Jahren eine beginnende *Arteriosklerose;* der Volksmund nennt es schlicht »Verkalkung«. Mit zunehmendem Alter lagern sich nämlich an den Innenwänden der Blutgefäße kalkartige Substanzen ab. Als Folge davon lassen beispielsweise die Herzkranzgefäße nicht mehr soviel Blut durch wie bei einem jungen Menschen. Bei größerer körperlicher oder seelischer Belastung entsteht dann plötzlich ein Sauerstoffmangel, auf den das Herz mit einem Krampf reagiert. Dabei treten höllische Schmerzen, nicht selten Todesangst und Vernichtungsgefühl, Beklemmung und Schweißausbrüche auf. Der Arzt spricht von »Angina pectoris« (*Angina* = Enge; *pectoris* = der Brust).

Angina-pectoris-Patienten bekommen Medikamente wie Nitroglyzerin oder Strophantin verordnet. Beide lösen den Herzkrampf. Kommt es zum Anfall, sollte ein Arzt hinzugezogen werden. Denn die Begleiterscheinungen der Angina pectoris sind denjenigen eines Infarktes sehr ähnlich. Für den medizinischen Laien ist es sehr schwierig, die Krankheitszeichen zu unterscheiden.

Im akuten Anfall ist ein fünfzehnminütiges heißes

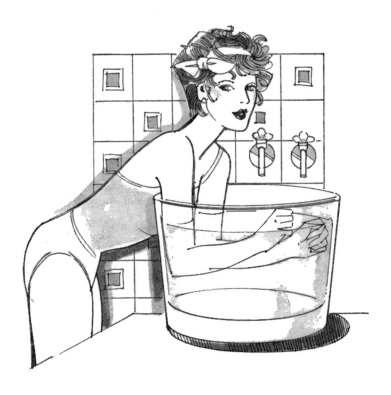

Temperaturansteigende Armbäder sind für Patienten, die unter Angina-pectoris-Anfällen leiden, ganz besonders hilfreich.

Fußbad mit nachfolgender kühler Abwaschung hilfreich. Auch heiße Armumschläge haben sich bewährt. Heiße trockene Auflagen auf die Herzgegend lindern meist sofort die Schmerzen, weil sich die verkrampften Gefäße durch die Wärme ausdehnen.

Zwischen den Anfällen aber kann man mit einer überlegenen Methode die angegriffenen Herzkranzgefäße trainieren. Dabei handelt es sich um die temperaturansteigenden Armbäder nach KNEIPP. Man kann entweder nur den rechten oder den linken Arm, aber auch beide Arme gleichzeitig behandeln. Am besten verträglich, sagen KNEIPP-Ärzte, ist das einarmige, rechtsseitige temperaturansteigende Armbad.

Ein ansteigendes Armbad können Sie leicht in jedem Waschbecken anrichten. Sie benötigen dazu ein Badethermometer. Füllen Sie dann das Becken mit Wasser von einer Temperatur zwischen 33 und 34 Grad. Legen Sie nun den oder die Unterarme bis zum Ellenbogen hinein, und lassen Sie langsam heißes Wasser zulaufen. Achten Sie bitte darauf, daß das heiße Wasser nicht über die Arme läuft. Die Wassertemperatur im Waschbecken soll bis auf 40 Grad ansteigen. Dauer der Behandlung: eine Viertelstunde.

Für Patienten mit Angina-pectoris-Beschwerden gilt absolutes Rauchverbot. Bewegung an frischer Luft ist dagegen eine gute Medizin. Wer Übergewicht hat, sollte unbedingt dafür sorgen, sein Normalgewicht zu erreichen. Eine leichte, fettarme Kost mit vorwiegend pflanzlichen Fetten (ungesättigte Fettsäuren senken den Cholesteringehalt im Blut!) ist anzuraten. Den Salzverbrauch muß man einschränken; Alkohol soll nur in geringen Mengen getrunken werden.

KAPITEL 16

Leibauflagen und Rollkuren helfen dem Magen

Kinder und junge Leute ziehen sich erfahrungsgemäß eher eine Magenschleimhautentzündung zu als Erwachsene. Das ist auch erklärlich. Denn das akute Krankheitsbild, auch »Magenkatarrh« oder »Gastritis« genannt, wird fast ausnahmslos durch Ernährungssünden ausgelöst. Erwachsene haben da aber schon ihre Erfahrungen gemacht. Sie gehen in der Regel mit Genußgiften kritischer um. Gerade Alkohol- und Nikotinmißbrauch führen sehr häufig zu einer Gastritis.

Wie auch immer – wenn ein Familienmitglied oder vielleicht sogar Sie selbst unter einer Magenverstimmung leiden, sollten Sie zu helfen wissen. KNEIPPs beste Waffe ist die feuchtkalte Leibauflage, eine Spezialform des KNEIPPschen Wickels.

Nehmen Sie ein Küchenhandtuch, falten Sie es ein- oder zweimal. Die Leibauflage soll gerade so groß sein, daß sie den Bauch von den Rippenbögen bis zur Schamgegend bedeckt. Nun tauchen Sie das Tuch in kaltes Wasser, wringen es gut aus und legen es dem Patienten auf den Leib. Darüber kommt ein trockenes Leinenhandtuch; es muß das feuchte Tuch ein wenig überlappen und wird als Zwischenwickeltuch um den ganzen Körper gewickelt. Schlagen Sie schließlich eine Wolldecke darüber, und zwar so, daß das Zwischenwickeltuch oben und unten ein wenig hervorlugt. Erst so ist die Leibauflage ganz korrekt – ein wenig kompliziert, aber Sie sollten sich streng an die von medizinischer Seite längst abgesegnete KNEIPP-Technik halten.

Für die Leibauflage wird der Patient natürlich ins Bett gesteckt. Lassen Sie die Auflage bitte so lange liegen, bis sie sich deutlich erwärmt hat. Das mag so ungefähr eine bis eineinhalb Stunden dauern. Wenn die Beschwerden dann noch nicht nachgelassen haben, kann die Auflage erneuert werden.

Die Gastritis ist eine der häufigsten Erkrankungen überhaupt. Die unangenehmen Begleiterscheinungen hat fast jeder schon einmal zu spüren bekommen: fader Mundgeschmack, belegte Zunge, Mundgeruch, Appetitlosigkeit, Völlegefühl, Sodbrennen, krampfartige Leibschmerzen, Übelkeit, Erbrechen.

Welche Faktoren können die Magenschleimhaut so stark reizen, daß ein Magenkatarrh entsteht? Das kann schon durch zu hastiges Essen und ungenügendes Kauen passieren. Auch Alkohol, Nikotin, Bohnenkaffee und zu reichlicher Genuß von scharfen Gewürzen wie Paprika, Curry und Pfeffer können einen Magenkatarrh hervorrufen. Ebenso können eiskalte Getränke oder zu heiße Speisen daran schuld sein.

Ursache der Beschwerden ist in jedem Fall eine plötzliche, unnatürliche Überproduktion der scharfen Magensäure, die die empfindliche Magenschleimhaut über Gebühr strapaziert. Magensaft besteht im wesentlichen aus Salzsäure, dem Ferment Pepsin und

Leibauflagen und Rollkuren helfen dem Magen 93

Schleim. Diese Mischung hat es in sich: Sie tötet Krankheitskeime, verflüssigt den Speisebrei und zerlegt körperfremdes Eiweiß in verdauliche Bausteine. Der Magensaft ist so scharf, daß er eine Kupfermünze zerfressen kann! Es ist also ganz erklärlich, daß er bei einem Überangebot die Schleimhaut reizt.

Versuchen Sie bitte unbedingt, eine akute Magenschleimhautentzündung rasch wieder loszuwerden! Im Normalfall und mit gezielten Maßnahmen dürfte das auch in zwei bis drei Tagen gelingen. Wird die Gastritis verschleppt, kann sie in ein chronisches Leiden ausarten. Solche Magenpatienten sind bedauernswerte Menschen, denen man nicht selten ihre ständigen Beschwerden vom stets miesepetrigen Gesicht ablesen kann. Bei chronischen Magenkatarrhen wird die Leibauflage übrigens warm (beim akuten Zustand: kalt!) aufgelegt. Sie wird erneuert, wenn sie abgekühlt ist.

Sie sollen aber noch ein weiteres exzellentes Hausmittel gegen die akute Magenschleimhautentzündung kennenlernen. Das ist der Kamillentee, der von Pfarrer KNEIPP auch in solchen Fällen empfohlen wurde. Die Inhaltsstoffe der echten Kamille wirken antibakteriell, entzündungshemmend, krampfstillend und wundheilungsfördernd. Die ätherischen Öle der Kamille beruhigen die gereizte Magenschleimhaut. Extra starker Kamillentee vermag die Beschwerden sehr rasch zu lindern.

Übergießen Sie dazu zwei Teelöffel der getrockneten Kamillenblüten mit einer Tasse siedendem Wasser. Lassen Sie den Aufguß fünf bis sieben Minuten ziehen, seihen Sie ihn dann ab. Am besten trinkt man

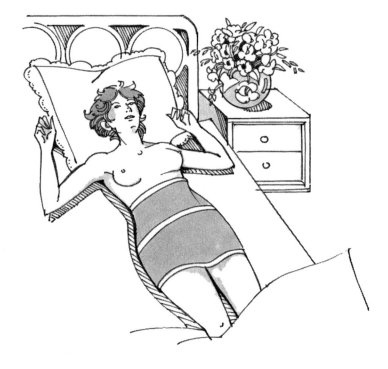

Die Leibauflage wird mit einem Leinenhandtuch zugewickelt.

den Tee morgens nüchtern im Bett, und zwar in Form einer »Rollkur«.

Was das ist? Nun, nach Genuß des Arzneitees »rollt« man je fünf Minuten lang von der Rückenlage auf die linke Seite, dann in die Bauchlage und schließlich auf die rechte Körperseite. Der Sinn der Übung: Die heilkräftigen Inhaltsstoffe der Kamille erreichen so auch wirklich jeden Winkel der Magenschleimhaut.

Kamillenblüten sollten nicht länger als acht Wochen gelagert werden. Dann verflüchtigen sich ihre ätherischen Öle, und der Heiltee wird wirkungslos. Kaufen Sie deshalb bei Bedarf immer nur eine kleinere Menge frisch in der Apotheke oder im Kräuterhaus.

Wenn der Magen in Unordnung geraten und die Schleimhaut entzündet ist, sollte man das Verdauungsorgan ein paar Tage schonen. Das geschieht durch Fasten oder durch leichtverdauliche Kost wie Schleimsuppen, Zwieback, Toast, mageren Schinken oder Huhn, möglichst ohne Fett.

Raucher und Trinker sind erfahrungsgemäß besonders anfällig. Deshalb erfordert die Gastritis auch Enthaltsamkeit im Hinblick auf Alkohol und Nikotin. Wenn Sie bereits nach Kaffeegenuß Sodbrennen bekommen, sollten Sie auf eine magenmilde Sorte umsteigen. Dann gehören Sie nämlich zu den Leuten, die die Röststoffe im Kaffee nicht vertragen können. Auf längere Zeit kann sich daraus leicht eine Magenschleimhautentzündung entwickeln. Natürlich können auch seelische Ursachen – Ärger und Sorgen – auf den Magen schlagen. Entspannungsübungen wie das autogene Training helfen dann am besten.

KAPITEL 17

Heusack und Vollbäder gegen Magen- und Darmgeschwüre

Essen Sie kerniges Schwarzbrot, statt Brötchen und Toast, bringen Sie reichlich vitaminhaltiges Gemüse auf den Tisch, meiden Sie Zucker und Süßspeisen und trinken Sie täglich ein paar Glas Weißkohlsaft: So beugen Sie Magenleiden vor und werden sogar Magengeschwüre wieder los! Im Weißkohl findet sich nämlich das entzündungshemmende Vitamin U (wissenschaftlich: *Methionin*), das sich bei der Behandlung der gefürchteten Ulkusleiden, der Magen- und Darmgeschwüre, sehr bewährt hat.

Überdies hat man festgestellt, daß beim Verzehr von Weißbrot, Brötchen und Toast die scharfe Magenflüssigkeit vor dem Speisebrei den Zwölffingerdarm erreicht. Beim Genuß von Vollkornbrot ist es umgekehrt: Der Speisebrei bremst die Magensäure dann ab und entschärft sie.

Beim akuten Magengeschwür soll sich die Wassertherapie in der Rangfolge der Behandlungsmaßnahmen unterordnen. Diät, Arzneitee (Kamille!) und Bettruhe sind am ehesten geeignet, einen akuten Schub zu bessern. Bei einem chronischen Verlauf der Krankheit ist dagegen eine heiße Heusackauflage auf dem Leib eine sehr wohltuende und schmerzlindernde

Heusack und Vollbäder gegen Magen- und Darmgeschwüre 97

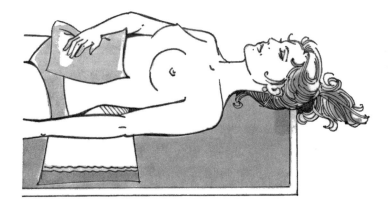

Der vielfach bewährte Heusack hat sich auch bei der Behandlung von Magen- und Darmgeschwüren als nützlich erwiesen.

KNEIPP-Maßnahme (im akuten Zustand, mit Verdacht auf Magendurchbruch oder Blutungen muß man mit heißen Auflagen vorsichtig sein!).

Warme Auflagen und Packungen sind also sehr hilfreich, um chronische Schmerzen zu behandeln. Die schonende Wärmezufuhr, wie sie etwa durch eine Heusackauflage erzielt wird, ruft eine lokale und allgemeine Mehrdurchblutung der Verdauungsorgane hervor. Ferner spielen von der Haut ausgehende Reflexwirkungen auf innere Organe eine Rolle. Entscheidend sind die physikalisch-thermischen Eigenschaften der Heilpackungen. Wie ihre chemischen Inhaltsstoffe wirken, konnte bisher noch nicht ausreichend geklärt werden. Es ist aber anzunehmen, daß auch die Inhaltsstoffe der Heublumen über die Hautporen in den Kreislauf eingeschleust werden.

Ohne großen Aufwand läßt sich eine solche lindernde Heusackauflage zu Hause durchführen. Für die Selbstbehandlung genügt ein kleines Säckchen, das man sich aus grobem Leinen oder Nessel rasch zusammennähen kann. Ebensogut können Sie aber auch einen alten Kissenbezug nehmen.

Füllen Sie das Säckchen zu zwei Dritteln mit Heublumen (der Apotheker wird sie rasch besorgen können, wenn er keinen Vorrat hat). Legen Sie den Heusack in eine große Schüssel, übergießen Sie ihn mit kochendem Wasser und lassen Sie ihn eine Viertelstunde lang ziehen. Dann wird der Sack ausgepreßt, bis kein Wasser mehr heraustropft. Prüfen Sie bitte mit dem Handrücken, ob die Auflage nicht zu heiß ist. Der Heublumensack wird auf den Leib gelegt und mit einem Handtuch und einer Wolldecke zugedeckt.

Der Magen ist ein ungefähr zweieinhalb Liter fassendes Sammelbecken, das an die Speiseröhre anschließt und etwa drei Zentimeter über dem Bauchnabel in den Zwölffingerdarm übergeht. Die Magenwand besteht aus mehreren Muskelschichten, die quer und längs verlaufen. Sie haben die Aufgabe, den Mageninhalt gut durchzumischen und zum Magenausgang zu befördern. Insgesamt hat der Magen etwa 5,2 Millionen Drüsen, die alle an der Verdauung mitarbeiten. Sie produzieren drei wesentliche Stoffe: die Salzsäure zur Nahrungszersetzung, das Pepsin, das die Eiweiße spaltet, und einen neutralen Schleim. Der Schleim schützt die Schleimhaut vor den Angriffen der Salzsäure. Bei krankhafter Überproduktion von Magensaft kann die Säure regelrechte Löcher in die Schleimhaut ätzen: So entstehen die gefürchteten Magengeschwüre.

Wer Geschwüren vorbeugen will, der muß gut kauen. Denn bei diesem Vorgang wird der Speisebrei mit der Speichelsubstanz Urogastron versetzt; diese schützt die empfindliche Magenschleimhaut vor Gewebeschäden.

Längst ist erwiesen, daß bei mindestens der Hälfte aller Krankheiten irgendwelche seelischen Probleme mit im Spiel sind. In der *Psychosomatik* (griechisch *Psyche* = Seele, *Soma* = Körper) behandelt man deshalb Seele und Organismus als eine Einheit. Es gibt kaum ein besseres Beispiel dafür als Magen- und Zwölffingerdarmgeschwüre.

Jeder hat schon einmal erlebt, daß Ärger und andere starke seelische Belastungen regelrecht auf den Magen schlagen können. Er krampft sich dann wie nach einem Boxhieb zusammen und bereitet unerträgliche Schmerzen. Wer dauernd solchen Ärger in sich hineinfrißt, ist schlecht dran: Das chronische Krampfgeschehen führt zu einer Mangeldurchblutung der Magenschleimhaut. Auf die Dauer kommt es durch diese Unterversorgung zu einer Magenschwäche und Anfälligkeit.

Das ist der Grund dafür, daß erfahrene KNEIPP-Ärzte auch zu entspannenden Vollbädern raten. Lassen Sie 37 Grad warmes Wasser in die Wanne und geben Sie einen Baldrianextrakt hinzu (gibt es in der Apotheke!). Länger als eine Viertelstunde sollten Sie sich jedoch nicht im Wasser aufhalten. Rubbeln Sie sich trocken und ruhen Sie mindestens eine halbe Stunde nach! Diese warmen Vollbäder dürfen Sie ohne weiteres zwei- bis dreimal wöchentlich wiederholen.

Eine vierwöchige KNEIPP-Kur in einem anerkannten Sanatorium ist für Patienten mit Magen-Darmgeschwüren die allerbeste Heilmaßnahme. Die verschiedensten Wasseranwendungen zielen vor allem darauf ab, die vegetative Fehlsteuerung zu beseitigen.

Seien Sie bitte vorsichtig im Umgang mit chemischen Medikamenten gegen Magen- und Darmleiden. Viele enthalten Säureblocker in Form von Aluminiumverbindungen. Auf die Dauer muß davon abgeraten werden, weil zu häufige Gaben von Aluminium zu Konzentrationsschwächen und Gedächtnisstörungen führen können. Kaum anders ist es mit Kalziumkarbonatpräparaten: sie können einen Magnesiummangel auslösen und damit gesundheitliche Störungen (Muskelschwäche, Herzrhythmusstörungen, vegetative Beschwerden) hervorrufen.

KAPITEL 18

Der träge Darm verlangt nach sanfter Hilfe

Ein halbes Glas Wasser auf nüchternen Magen, fünf bis zehn über Nacht eingeweichte Backpflaumen, Feigen oder Aprikosen zum Frühstück, grobe Brotsorten, Joghurt, drei Eßlöffel Weizenkleie oder Leinsamen pro Tag – all diese Dinge werden in der KNEIPP-Therapie zur Behebung der lästigen und weitverbreiteten Verstopfung angeraten. Unerläßliche Behandlungsmaßnahmen sind darüber hinaus reichlich Bewegung und, selbstredend, Wasseranwendungen. Der Lendenwickel ragt dabei aus allen anderen Empfehlungen heraus.

Es ist gar nicht so leicht, den großen Lendenwickel alleine anzulegen. Er erstreckt sich immerhin vom Bauchnabel bis zum halben Oberschenkel. So fachmännisch wie in einem KNEIPP-Sanatorium läßt er sich zu Hause ohnehin nicht wickeln (Vorschrift für den Lendenwickel: 80 mal 150 bis 190 Zentimeter großes nasses Leinentuch, darüber poröses, trockenes Leinen als Zwischentuch und ein Wolltuch, das den Abschluß bildet, wobei das Zwischentuch das Abschlußtuch um zwei bis drei Zentimeter überlappen soll).

Ganz gewiß hat diese Genauigkeit berechen- und erklärbare Vorteile. Das Zwischentuch soll beispielsweise die äußere Wolldecke überlappen, damit diese nicht auf der Haut scheuert. Aber es geht wirklich einfacher: Nehmen Sie ein Küchenhandtuch aus Leinen, machen Sie es mit kaltem Wasser naß; wickeln Sie es vom Bauchnabel an abwärts, glatt anliegend, auf den Leib; wickeln Sie darüber ein trockenes Frotteehandtuch und packen Sie sich schließlich, bevor Sie sich ins Bett legen, noch in eine warme Wolldecke ein.

Der »Verdauungswickel« soll eine gute Stunde wirken. Er soll im Bauchraum Wärme erzeugen und stauen. Das bedeutet eine bessere Durchblutung des Magen-Darm-Traktes und damit vor allem eine Anregung des trägen Darms. Obwohl im allgemeinen nach dem Essen von den größeren KNEIPP-Wickeln (den Lendenwickel rechnet man dazu!) abgeraten wird, hat sich der Lendenwickel gegen Verstopfung doch unmittelbar nach der Mahlzeit am besten bewährt.

Nach der Statistik leiden jede dritte Frau und jeder achte Mann unter Darmträgheit und Verstopfung. Die harmlosesten Folgen sind Konzentrationsmangel, Arbeitsunlust, Müdigkeit, Appetitmangel und lästiger Magendruck. Deshalb nehmen nach Schätzungen rund neun Millionen Bundesbürger auch regelmäßig Abführmittel ein. Gut ist das nicht, eher gesundheitsschädlich. Denn der Darm gewöhnt sich an die Entschlackungshilfen und verlangt mit der Zeit nach immer größeren Dosen. Außerdem werden durch Abführmittelmißbrauch wichtige Mineralsalze wie Kalium und Magnesium aus dem Körper ausgeschwemmt. Der Mineralstoffmangel wiederum kann zu Kreislaufstörungen, Herzjagen, Kopfschmerzen und anderen Beschwerden führen. Kurz, das ganze

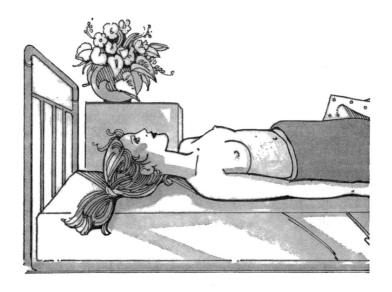

Eine zwar aufwendige, aber sehr wirksame KNEIPP-Maßnahme gegen Darmträgheit und Verstopfung ist der große Lendenwickel.

vegetative (unbewußt gesteuerte und arbeitende) Nervensystem gerät durcheinander. Werden solche Begleiterscheinungen nun ihrerseits mit Tabletten bekämpft, ohne die Verstopfung zu beseitigen, gerät der Patient wahrhaft in einen Teufelskreis.

Häufig ist die Verstopfung seelischer, und dann meist vorübergehender Natur. Eine längere Reise etwa, ein Klimawechsel, eine Ernährungsumstellung, Trauer und Schreck, Streß am Arbeitsplatz können schuld sein. Dann dürfen Sie ohne Gewissensbisse auch einmal ein Abführmittel (bitte sich an die Empfehlungen des Herstellers halten!) schlucken.

Hilfreich ist in solchen »Notfällen« auch ein abführender Kräutertee. Er läßt sich aus gleichen Teilen Kümmel, Pfefferminze, Süßholz und Sennesblättern zubereiten. Am besten lassen Sie die getrockneten Arzneipflanzen vom Apotheker zusammenstellen. Nehmen Sie etwa zwei Teelöffel der Mischung, überbrühen Sie sie mit einer Tasse kochendem Wasser und lassen Sie den Aufguß fünfzehn Minuten ziehen. Man trinkt davon ein bis zwei Tassen am Abend vor dem Zubettgehen. Wenn Sie unter Verstopfung leiden, sollten Sie zunächst vom Arzt abklären lassen, ob nicht eine organische Ursache dahintersteckt. Das können plötzliche Darmveränderungen, auch Erkrankungen der Nieren und der Gallenblase oder Geschwulstleiden sein. All dies ist selten – und deshalb ist die Verstopfung meist auch mit natürlichen Mitteln zu beseitigen.

Vor allem muß die Nahrung dann ausreichend Ballaststoffe enthalten. Diese unverdaulichen Bestandteile von Obst, Gemüse, Haferflocken, Weizenkleie und Vollkornbrot liefern zwar keine Energie, aber sie füllen den Darm und reizen ihn zur Eigenbewegung.

Ein altbewährtes Hausmittel ist auch der Leinsamen. Seine Inhaltsstoffe wirken krampflösend, machen den Darminhalt gleitfähig und geben dem Darm seine natürliche Funktionsfähigkeit zurück. Drei Eßlöffel Leinsamen, über den Tag verteilt, helfen zuverlässig (für Leute mit Übergewicht: rund 250 Kalorien!). Am besten rührt man den Leinsamen, geschrotet oder ungeschrotet, in einen halben Becher Joghurt ein. Leinsamen läßt sich aber auch gut pur essen.

Der Darm muß darüber hinaus zur Pünktlichkeit erzogen werden! Es ist wichtig, ihn stets um die gleiche Tageszeit an seine Pflichten zu erinnern.

Einer der größten Feinde des Darms ist Bewegungsmangel. Mit einem kleinen Spaziergang ist es da nicht getan. Folgende gymnastische Übungen regen die untere und obere Darmpartie an, kräftigen die Flankenmuskulatur, stärken die Muskulatur des Beckenringes und üben eine starke Massagewirkung auf die Bauchorgane aus; sie sind also besonders geeignet, einer chronischen Verstopfung zu begegnen:

○ Legen Sie sich auf den Rücken und strampeln Sie mit beiden Beinen in der Luft (Fahrradfahren).
○ Atmen Sie in der Rückenlage tief ein und versuchen Sie, das Gesäß so hoch wie möglich anzuheben (dabei sollen Sie den Unterbauch deutlich vorwölben).
○ Setzen Sie sich auf den Boden, legen Sie die Fußsohlen gegeneinander; ziehen sie rhythmisch jeweils für fünf Sekunden Gesäß-, Darm- und Bauchmuskulatur ein.

KAPITEL 19

Ein Halbbad tut der Galle gut

Jeder achte Mann und jede vierte Frau haben vor dem sechzigsten Lebensjahr mindestens einmal Gallenbeschwerden: Verkrampfen sich die Gallengänge oder verlegt gar ein Stein die Gallenwege, kann sich die Gallenflüssigkeit anstauen. Die unangenehmen Begleiterscheinungen sind Druckgefühl im rechten Oberbauch unter dem Rippenwinkel, Völlegefühl, Blähungen, Aufstoßen und Brechreiz.

Kolikartige Schmerzen entstehen, wenn ein Stein durch die Gallenwege »wandert«. Diese Schmerzen strahlen oft bis ins rechte Schulterblatt und können auch als quälende Hinterkopfschmerzen auftreten. Solche Koliken können so gemein weh tun, daß man sich am besten vom Arzt eine schmerzstillende Spritze geben läßt. Aber sehr häufig ist der Doktor ja nicht so rasch zur Stelle; und wer sein Leiden kennt, versucht, sich in der Regel auch zunächst einmal selbst zu helfen.

Eine der besten KNEIPP-Anwendungen für eine gewisse Schmerzlinderung, oft jedoch sogar Beschwerdefreiheit, ist das heiße Halbbad. Es wird in der KNEIPP-Therapie eigentlich recht selten verordnet, ist jetzt aber richtig am Platz. Denn die wohltuende Wärme entspannt die gesamten Unterleibsorgane und löst

Ein Halbbad tut der Galle gut

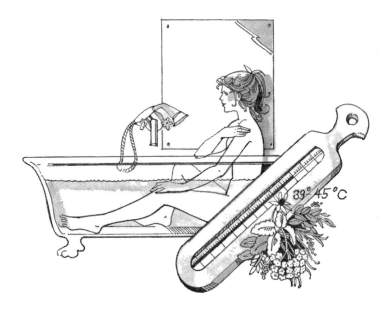

Beim heißen Halbbad soll das Wasser gerade bis zum Nabel reichen – die Temperatur darf bis auf 45 Grad klettern!

auch die Verkrampfungen im Gallenbereich. Sollten Sie zu den geplagten Patienten gehören, wird Ihnen ein Versuch den Beweis liefern.

Grundsätzlich sollten Sie sich eine Faustregel merken: Je heißer die Temperatur des Badewassers, desto kürzer die Anwendung! Insgesamt setzt man für die Badedauer höchstens zwölf Minuten an. Das heiße Halbbad beginnt bei 39 Grad und darf bis auf 45 Grad ansteigen. So heißes Wasser kann aber nicht jedermann vertragen, und wenn, dann nur für wenige Minuten. Ein bißchen sollten Sie dabei auch nach Ihrem Gefühl gehen. Wenn Ihnen die Maßnahme nicht bekommt oder Unbehagen bereitet, brechen Sie sie bitte ab.

Beim heißen Halbbad soll das Wasser gerade bis zum Bauchnabel reichen. Der Vorteil des Halbbades ist die Tatsache, daß wohl die erwünschte Entspannung der Leiborgane erzielt wird, der Kreislauf dagegen nicht so sehr belastet wird wie etwa bei einem Vollbad. Auf jeden Fall aber sollten Sie auch nach einem heißen Halbbad mindestens dreißig Minuten nachruhen. Das gilt ganz besonders dann, wenn Sie eine Gallenkolik hatten oder auch nach dem Bad noch Beschwerden haben.

Bei Gallenkoliken sollte man ohnehin lieber das Bett hüten und fasten. Einzige »Nahrungsaufnahme«: heißes Karlsbader Wasser und Pfefferminztee. Wenn die Kolik abgeklungen ist, empfiehlt sich ein Tee aus Mariendistelsamen, den man mit zwei Tassen Wasser pro Teelöffel ansetzt, dann auf etwa eine Menge von einer Tasse einkocht und anschließend wieder mit einer Tasse abgekochtem Wasser auffüllt.

Ein Halbbad tut der Galle gut

Von Gallensteinen weiß man gar nicht so recht, wie sie entstehen. Der Stein bildet sich aus »versteinerter« Gallenflüssigkeit, die mit abgestorbenen Zellen, Eiter und Schleim vermischt ist. Sitzende Lebensweise, Mangel an Bewegung, Schwangerschaften und chronische Verstopfung, aber auch falsche Ernährung und übermäßiger Gebrauch von Genußmitteln begünstigen die Entstehung von Gallensteinen. Aus naturheilkundlicher Sicht ist Fehlernährung die Hauptursache dafür, daß die Leber keine vollwertige Galle produziert und somit die Voraussetzung für die Steinbildung schafft. Deshalb: Bewegen Sie sich ausreichend, sorgen Sie für täglichen Stuhlgang und essen Sie naturbelassene Kost mit einem hohen Anteil an Ballaststoffen und mehrfach ungesättigten Fettsäuren (Pflanzenfette!).

Pfarrer KNEIPP empfahl seinen Patienten gerne ein altes Hausmittel: den Rettichsaft! Die Inhaltsstoffe des »Radi« wirken nicht nur gegen die Stauung, sondern lassen auch Entzündungen im Gallenbereich abklingen.

Der Rettichsaft entfaltet seine beste Wirkung, wenn er frisch ausgepreßt wird. Sie können schwarzen oder weißen Rettich wählen; der schwarze ist im Geschmack schärfer. Schälen Sie die Rettichwurzeln, zerkleinern Sie sie und geben Sie sie in eine Saftpresse. Auch ein Mixer leistet gute Arbeit, aber dann muß man den Rettich noch durch ein Tuch drücken, um Saft zu gewinnen.

Die Saftkur kann sechs bis acht Wochen dauern. Beginnen Sie mit einer halben Tasse Saft, steigern Sie den täglichen Trunk in den ersten drei Wochen bis auf zwei volle Tassen, und trinken Sie in der zweiten Kurhälfte wieder abnehmende Mengen bis auf eine halbe Tasse. Danach empfiehlt es sich, noch weitere vierzehn Tage lang dreimal wöchentlich eine halbe Tasse Rettichsaft zu trinken.

Tatsächlich kann man mit dem Röntgengerät beobachten, daß sich die Gallenblase kräftig zusammenzieht, wenn der Patient Rettichsaft trinkt. Seine Inhaltsstoffe regen also den Gallenfluß deutlich an und sorgen für eine bessere Fettverdauung.

In der Volksheilkunde gibt es Rezepte, um Steine zu erweichen und aufzulösen. Eines davon: Ein Eßlöffel Meerrettich wird mit je einem Eßlöfffel Essig und Honig vermischt. Der Brei soll täglich einmal auf nüchternen Magen eingenommen werden.

Galletreibend wirkt diese Teezubereitung: Gleiche Teile von Schafgarbe, Stiefmütterchen, Benediktenkraut und Faulbaumrinde mischen. Pro Tasse einen Eßlöffel der Kräuter mit kaltem Wasser ansetzen und acht Stunden ziehen lassen. Dann kurz aufkochen. Tagesmenge: zwei bis drei Tassen, die schluckweise getrunken werden.

Bei akuten Gallenbeschwerden, besonders nach fettem Essen, wirkt auch der heiße Leberwickel entspannend und schmerzlindernd. Am besten lassen Sie sich beim Anlegen des Wickels helfen: Grobes Leinentuch in heißes Wasser tauchen (vor dem Auflegen Handrückenprobe machen!), von den Rippenbögen bis zur Leistenbeuge wickeln. Darüber kommen ein großes Frotteehandtuch und schließlich eine Wolldecke. Mindestens eine halbe Stunde wirken lassen!

KAPITEL 20

Vor Heublumen kapituliert auch der Hexenschuß

Gewiß haben Sie eine schmerzlindernde Wärmequelle im Haus – eine Rotlichtlampe etwa, ein elektrisches Heizkissen oder eine Wärmflasche aus Gummi. Sie sollten auch einen kleinen Heusack in der Hausapotheke bereithalten; er ist wohl die bewährteste KNEIPP-Auflage bei Hexenschuß- oder Ischiasbeschwerden.

Im Allgäu, wo Pfarrer KNEIPP zu Hause war, hat man die Heublumen von alters her zu Heilzwecken genutzt. Der »Wasserdoktor« KNEIPP aber hat sie über die Grenzen hinaus bekannt gemacht. Dabei hat er selbst den sogenannten Heusack gar nicht mal gekannt. Um so wärmer empfahl er, getrocknete Heublumen den Bädern zuzusetzen. Der Heublumensack wurde dann erst später von seinen Schülern in die Therapie eingebracht. Er ist aus der modernen KNEIPP-Kur nicht mehr wegzudenken.

Fertige Heublumensäcke können Sie in verschiedenen Größen in der Apotheke kaufen. Aber es ist auch ganz leicht, einen Heusack selbst herzustellen. Nehmen Sie einen kleinen Kissenbezug, oder nähen Sie sich mit wenigen Stichen ein Leinensäckchen von 30 mal 40 Zentimeter zusammen. Das geht im Nu.

Für die Füllung brauchen Sie etwa 250 Gramm getrocknete Heublumen. Die können Sie in jeder Apotheke kaufen. Es sind eigentlich keine »Blumen«, sondern vor allem Blütenstände und Samen verschiedener Gräser. Deren wirksame Inhaltsstoffe sind Schleim und ätherische Öle. Zum Beispiel Kumarin. Das ist jene Substanz, die bei einer Heuernte den unvergleichlichen Heuduft verbreitet. Kumarin kommt hauptsächlich im Ruchgras vor, das daher seinen Namen hat. Es gehört zu den häufigsten Wiesengräsern.

Warme Auflagen und Packungen sind sehr beliebte Maßnahmen der Naturmedizin, um vor allem chronische Schmerzen zu behandeln. Aber auch bei den akuten Hexenschuß- und Ischiasbeschwerden kann Ihnen der Heusack eine ganze Handvoll Schmerztabletten ersetzen.

Es gibt ungezählte Möglichkeiten, sich einen Hexenschuß zuzuziehen – beim Fensterputzen, beim Gardinenaufhängen, beim Wasserballspiel oder beim Anheben einer Getränkekiste. Meist trifft er einen aus heiterem Himmel bei einer ruckartigen Bewegung wie ein Blitz in die Rückenpartie. Genauer gesagt ist der Bereich um die Lendenwirbelsäule betroffen. »Hexenschuß« bedeutet soviel wie »Lendenweh«.

Anatomisch gesehen verfehlen sich – gewöhnlich unter Belastung – bei einer inneren Achsdrehung der Wirbelsäule zwei Gelenke. Sie drehen sich nicht in der dafür vorgesehenen Leitrinne, sondern prallen stumpf aufeinander auf. Durch das »verknackste« Kreuz kommt es zur typischen Zwangsfehlhaltung. Werden bei diesem Vorgang die Gelenkinnenbänder geschädigt, wird der Patient anfällig: Das Leiden kann sich, wenn man sich nicht vorsieht, jederzeit wieder einstel-

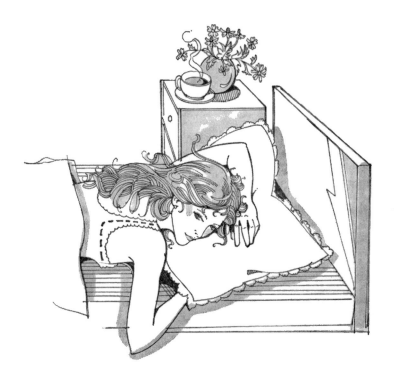

Zugedeckt mit einer Wolldecke oder dem Oberbett, soll der erwärmte Heublumensack 30 Minuten auf der schmerzenden Körperpartie verbleiben.

len. Sollten Sie dazu neigen, beherzigen Sie bitte folgendes: Nach längerem Stillsitzen, aber auch vor dem Tragen und Anheben schwerer Gegenstände zunächst einmal recken und strecken; durch solche Dehnübungen kann man die geschädigte Wirbelsäule »vorbereiten«.

Wenn Sie die Schmerzen rasch vertreiben wollen, nehmen Sie den Heusack und legen ihn in einen großen Topf. Gießen Sie kochendes Wasser darüber, und lassen Sie den Heusack zehn Minuten lang ziehen. Der Topf soll in dieser Zeit mit einem Deckel geschlossen werden, damit sich sein Inhalt nicht so rasch abkühlt.

Dann wird die Auflage – am besten zwischen zwei Küchenbrettchen – kräftig ausgepreßt, bis kein Wasser mehr heraustropft. Prüfen Sie mit dem Handrücken, ob die Auflage nicht zu heiß ist (die richtige Temperatur liegt bei 40 bis 42 Grad, aber die läßt sich ja nicht so leicht nachmesssen).

Der Heublumensack wird auf die schmerzende Körperstelle gelegt und mit einem Handtuch und einer Wolldecke zugedeckt. Die Behandlung soll eine halbe Stunde dauern. Sie werden kaum glauben, was sich in bezug auf die Heilungsmechanismen während dieser Zeit alles tut: Die lokale Erwärmung führt zu einer Mehrdurchblutung und Förderung der Stoffwechselvorgänge im Gewebe, entspannt die Muskulatur und beruhigt den schmerzenden Nerv; das aus dem Heusack freigesetzte Kumarin wird über die Hautporen in den Kreislauf eingeschleust. Es wirkt anregend auf Nerven und Bindegewebe. Alles in allem: Der Hexenschuß hat keine Chance mehr. Werfen Sie den Heusack nicht gleich weg! Auch wenn die Wirkung etwas nachläßt, so kann man ihn doch gut und gerne zehnmal benutzen.

Beim plötzlich einschießenden Ischiasschmerz geschieht das gleiche wie bei einem Hexenschuß, nur diesmal ist ganz speziell der Hüftnerv (*Nervus ischiadicus*) von der akuten rheumatischen Erkrankung betroffen. Ischiasschmerzen entstehen häufig durch Verrenkungen der Wirbelsäule, hier sind oft die Bandscheiben beteiligt, seltener liegt eine Nervenentzündung vor.

Die Ursache der sehr heftigen Schmerzattacken liegt in einer Reizung der Nervenwurzeln, die zwischen dem vierten und fünften Lendenwirbel und dem ersten Kreuzbeinwirbel aus der Wirbelsäule austreten. Das ist etwa die Stelle, wo normalerweise ein Gürtel sitzt. Ischiasschmerzen treten nahezu immer einseitig auf. Typisch sind druckschmerzhafte Punkte in der Gesäßfalte und in der Kniekehle sowie ein Taubheitsgefühl in der Fußkante.

Wenn Sie rasch wieder auf die Beine kommen wollen, greifen Sie noch einmal tief in Ihre Tüte mit Heublumen. Ein gutes Pfund benötigen Sie für ein entspannendes Heublumenbad. Setzen Sie die getrockneten Wiesengräser mit etwa zwei Liter kaltem Wasser an. Dann langsam zum Kochen bringen und dreißig Minuten ziehen lassen. Nur den Absud gibt man dem Badewasser zu. Die Wassertemperatur soll 36 bis 38 Grad betragen. Bleiben Sie bitte nicht länger als zwanzig Minuten in der Wanne und waschen Sie sich anschließend rasch mit einem kalten Lappen ab. Dann für eine halbe Stunde ins Bett! Wenn Sie aufstehen, bleibt der Ischiasschmerz liegen.

KAPITEL 21

Ein kalter Wickel macht das kranke Knie schmerzfrei

Kaum zu glauben, aber statistisch klagt nach dem vierzigsten Lebensjahr jeder zweite Mensch irgendwann einmal über unklare Gelenkschmerzen; über fünfzig hat dann so gut wie niemand mehr völlig intakte Gelenke. So erstaunlich ist diese Tatsache jedoch auch wieder nicht. Überlegen Sie nur einmal: Da hat der Mensch nahezu ein halbes Jahrhundert auf dem Buckel und soll etwa noch herumspringen können wie ein Zwanzigjähriger!

Fast immer handelt es sich nämlich bei diesen Gelenkbeschwerden um einen natürlichen, biologischen Alterungsprozeß, eine unabdingbare Verschleißerscheinung. Unmittelbar an den Gelenken setzen Muskeln, Sehnen und Bänder an, die häufig mitbeteiligt sind. Unter dem Dachbegriff »rheumatischer Formenkreis« gibt es ein Dutzend verschiedener Diagnosestellungen für solche Gelenkbeschwerden. Eine davon ist die sogenannte *Gonarthrose,* die sehr häufig vorkommenden chronischen Kniebeschwerden.

Medizinisch unterscheidet man von dieser die *Gonarthritis* oder *Gonitis.* Alles, was in der Medizin auf »itis« endet, deutet auf einen entzündlichen Prozeß. Wenn Ihr Kniegelenk schmerzt, können Sie selbst oh-

Ein kalter Wickel macht das kranke Knie schmerzfrei

ne große medizinische Kenntnisse erkennen, ob es sich um eine Gelenkentzündung, also eine Gonitis, handelt. Die untrüglichen Zeichen: Das Knie ist dick geschwollen, fühlt sich heiß an, und die Haut hat sich meist rot verfärbt.

In diesem akuten Zustand ist ein kalter KNEIPP-Wickel das Beste, was Sie für Ihr Knie tun können. Nehmen Sie ein leinenes Küchenhandtuch, tauchen Sie es in kaltes Wasser, wickeln Sie das Knie damit ein. Darüber kommt ein trockenes Frotteehandtuch. Wechseln Sie den Kniewickel am Anfang möglichst oft, etwa jede Viertelstunde, spätestens aber immer dann, wenn er sich erwärmt hat. Der kalte Wickel wirkt nicht nur schmerzlindernd (er betäubt die sogenannten Schmerzrezeptoren, die in der Haut enden), sondern er wirkt auch entzündungshemmend. Bestimmt werden Sie schon bald eine Besserung verspüren. Ebensogut können Sie sich aber auch durch häufige kalte Kniegüsse eine Linderung verschaffen. Dafür stellen Sie sich am besten in die Badewanne. »Gießen« Sie mit der Handbrause bitte nur das schmerzende Knie, indem Sie das Wasser von den Zehen zur Ferse und dann aufwärts über die Wade zur Kniekehle führen; eine Handbreit über der Kniekehle verweilt man fünf Sekunden und führt den Schlauch dann an der Innenseite des Beines zurück. Nun kommt die Vorderseite des kranken Beines dran: von den Zehen hoch bis übers Knie, dort fünf Sekunden verweilen, an der Innenseite des Beines zurück. Diesen KNEIPP-Guß kann man zwei- bis dreimal wiederholen.

Auch eine kühle Heilerdepackung (Heilerde gibt es fein pulverisiert in der Apotheke!) kann die entzündli-

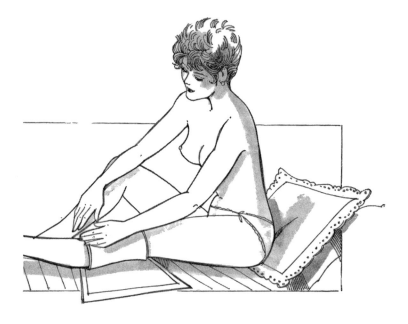

Ein Kniewickel soll nach Möglichkeit viertelstündlich erneuert werden – immer dann, wenn er sich deutlich erwärmt hat.

chen Reizerscheinungen rasch zum Abklingen bringen. Lassen Sie die Packung nicht länger als zwanzig Minuten auf dem Knie liegen, sonst wird die Erde trocken, und die heilende Wirkung kann ins Gegenteil umschlagen.

Bei Gelenkbeschwerden haben sich außerdem Auflagen mit frisch geriebenem Meerrettich oder Gurkenscheiben bewährt, die die Stoffwechselvorgänge im Gelenk beschleunigen und die Heilung herbeiführen.

Es gibt tausend Hausmittel gegen rheumatische Gelenkbeschwerden. Pfarrer KNEIPP riet beispielsweise seinen Patienten: »Wer Anlagen dazu hat oder schon an diesen Gebrechen leidet, trinke längere Zeit hindurch ein bis zwei Tassen Schlüsselblumentee täglich. Die heftigen Schmerzen werden sich lösen und allmählich ganz verschwinden.«

Nehmen Sie pro Tasse zwei Teelöffel des getrockneten Krautes und kochen Sie es zehn Minuten lang. Dann abseihen und mit Honig süßen. Auch die Abkochung der Wurzel – zwei Eßlöffel auf einen viertel Liter Wasser – ergibt einen wirksamen Rheumatee. Durch den Saponingehalt der Schlüsselblume wird vor allem überschüssige Harnsäure ausgeschieden, die sich vorwiegend an den Gelenken in Form von spitzigen Kristallen festsetzen und zu höllischen Schmerzen führen.

Allerdings gibt es Patienten, die auf Primelgewächse allergisch reagieren. Ihnen ist mit Brennesseltee besser gedient; zwei Eßlöffel des getrockneten Krautes werden mit einer Tasse siedendem Wasser überbrüht sodann fünf Minuten lang ziehen gelassen.

Die meisten Rheumaärzte verbieten ihren Patienten bei Gelenkbeschwerden die sogenannten denaturierten Nahrungsmittel. Dazu gehört alles, was durch Fabrikation und »Veredelungsprozesse« für die Gesundheit des Menschen nachteilig verändert wurde: Fabrikzucker, weißes Mehl und Weißmehlprodukte, polierter Reis, raffinierte Öle und Fette; tierisches Eiweiß (Fleisch, Wurst, Eier, Milch, Käse) soll eingeschränkt werden. Genußmittel wie Kaffee, Tee, Alkohol und Nikotin sind verboten.

Wenn das Kniegelenk infolge normaler Abnutzung weh tut, müssen Sie vor allem jede Fehlbelastung und Überanstrengung vermeiden. Andererseits sind Ruhestellung und zu große Schonung fehl am Platz. Denn erst durch Bewegung bildet die Innenhaut der Gelenkkapsel die sogenannte Gelenkschmiere, eine zähe, fadenziehende Flüssigkeit. Durch sie wird die Reibung an den Gelenkflächen auf ein Mindestmaß herabgesetzt. Es stimmt also: Wer rastet, der rostet.

Die gemeinste und qualvollste rheumatische Erkrankung ist die *primär-chronische Polyarthritis,* kurz PCP oder »rheumatoide Arthritis« genannt. »Poly« bedeutet »viele« – die PCP kann viele oder sogar alle Gelenke gleichzeitig befallen und zerstören.

Anzeichen dieser tückischen Krankheit:
O Morgensteifigkeit der Glieder und Gelenke,
O druckschmerzhafte Gelenke,
O angeschwollene Gelenke.

Gehen Sie bei solchen Anzeichen bitte unbedingt sofort zum Arzt. Er kann anhand von typischen Röntgenbefunden oder bestimmten Veränderungen im Blutbild eine exakte Diagnose stellen und eine geeignete Therapie einleiten.

KAPITEL 22

Der Knieguß schützt vor Krampfadern

Um es vorwegzunehmen: Weder mit Wasser noch mit irgendeinem anderen Mittel lassen sich ausgedehnte Krampfadern einfach wegzaubern. Aber mit gymnastischen Übungen und KNEIPPschen Güssen kann man sowohl ein beginnendes Krampfaderleiden aufhalten, als auch ein Wiederauftreten nach überstandener Krampfaderoperation weitgehend vermeiden.

Auch wenn Sie noch gesund sind, lohnt es sich, täglich einmal einen kalten Knieguß auszuführen. Denn wer lange gut zu Fuß bleiben möchte, muß auch möglichst lange gesunde Beine behalten. Jeder Knieguß fördert den Rückfluß des verbrauchten Venenblutes durch den Kreislauf, entlastet das Herz und bildet ein fabelhaftes Training für die Blutgefäße.

Die Technik des Kniegusses ist, das dürfen Sie glauben, keinesfalls so kompliziert, wie man sie beschreiben muß. So machen Sie es richtig: Stellen Sie sich in die Badewanne, schrauben Sie den Duschkopf von der Handbrause, und regulieren Sie den Wasserdruck so ein, daß der herauskommende Strahl weich auf die Haut pladdert (die Temperatur soll zehn bis zwölf Grad betragen).

Halten Sie sich bitte nicht an den Begriffen »Guß«

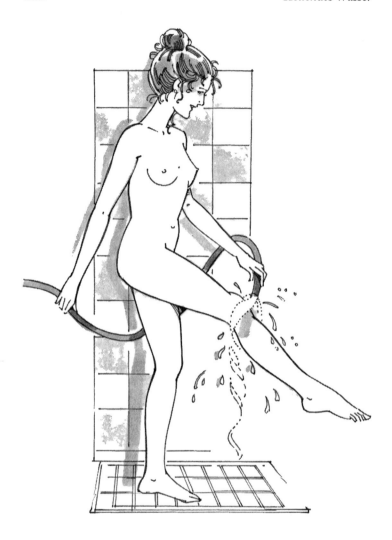

Zu ernsten Venenerkrankungen muß es nicht kommen: Wer regelmäßig die KNEIPPschen Kniegüsse ausführt, schützt sich davor.

Der Knieguß schützt vor Krampfadern

oder »gießen« fest. Denn was nun kommen soll, ist mehr ein »Abwässern« des Beines von den Zehen bis zum Knie. Beginnen Sie rechts, führen Sie den Wasserschlauch von den Zehen zur Ferse und dann aufwärts über die Wade zur Kniekehle; eine Handbreit über der Kniekehle verweilt man fünf Sekunden und führt den Schlauch dann an der Innenseite des Beines zurück.

Den gleichen Vorgang wiederholt man nun am linken Bein. Wenn man an der Kniekehle angelangt ist, geht man allerdings nach fünf Sekunden von dort sofort wieder zum rechten Bein, gießt nach demselben Schema, wechselt wieder nach links und führt den Schlauch dann erst abschließend an der Innenseite des linken Beines zurück.

Nun kommt die Vorderseite des rechten Beines dran: Von den Zehen hoch bis übers Knie, dort fünf Sekunden verweilen, an der Innenseite des rechten Beines zurück und hinüber zum linken Bein; von der linken Kniescheibe gleich zurück nach rechts, den Vorgang wiederholen, dann wieder nach links und abschließend an der Innenseite des linken Beines zurück. Wenn Sie den Knieguß zweimal nach dieser Anleitung ausgeführt haben, beherrschen Sie ihn aus dem Effeff.

Nach dem Knieguß sollen die Beine nicht abgetrocknet werden, weil sich die Venen dann sehr rasch wieder mit Blut füllen. Am besten spaziert man im kühlen Zimmer herum, bis die Beine von selbst trocken werden.

Der Name »Krampfadern« leitet sich vom altdeutschen Wort »Krumpadern« ab. Das bedeutet soviel wie krumme, geschlängelt verlaufende Blutgefäße. Nach Schätzungen leiden heute rund fünf Millionen Bundesbürger darunter. Da Krampfadern vielfach aber gar keine Beschwerden bereiten, unterscheidet man Leute mit Krampfadern von den Venenkranken. Diese klagen über andauernde Schmerzen, mitunter starke Gehbeschwerden und die gefürchteten »offenen Beine«. Dabei handelt es sich um geschwürige Venenentzündungen, die unbedingt der ärztlichen Hilfe bedürfen.

Leute mit fortgeschrittenen Krampfaderleiden kommen am Kompressionsstrumpf nicht vorbei. Er ist die einzige wirkliche Hilfe, um die ausgesackten Venen zusammenzupressen, den Druck in den Krampfadern zu erhöhen und die Strömungsgeschwindigkeit des gestauten Blutes zu beschleunigen. Wenn es also sein muß, hadern Sie nicht damit. Ihr Arzt kennt sich am besten in diesen Dingen aus. Der Kompressionsverband oder -strumpf muß exakt sitzen. Deshalb ist es unumgänglich, fachmännischen Rat einzuholen.

Wenn Krampfadern Beschwerden machen oder wenn sich tiefer gelegene Venen entzündet haben, ist oft ein chirurgischer Eingriff nicht zu umgehen. Ausgedehnte Adern werden herausoperiert, kleinere verödet. Beide Methoden können aber auch miteinander kombiniert werden.

Bei der Krampfaderoperation wird eine Metallsonde in die Ader an der Leistenbeuge eingeführt. Mit dem Gerät zieht man die Ader nach unten aus dem Bein heraus. Das geschieht in Vollnarkose – der Patient spürt nichts. Schon drei Stunden nach der Opera-

Der Kniueguß schützt vor Krampfadern

tion kann er wieder aufstehen, muß aber insgesamt etwa zehn Tage in der Klinik bleiben.
In vielen Fällen genügt es, die Krampfader zu veröden. Dabei wird eine Lösung in die Adern gespritzt, die die Gefäße verklebt. Durch die verschlossene Vene kann kein Blut mehr hindurchfließen. Der Rückstrom erfolgt dann durch tiefergelegene Venen.
Soweit muß es nicht kommen, wenn Sie sich an die Empfehlungen von Pfarrer KNEIPP halten. Neben den bewährten Kniegüssen sind folgende Maßnahmen nützlich:
O Beinmuskeln oft bewegen – mindestens täglich dreimal eine Viertelstunde in raschem Tempo spazierengehen.
O Wenn Sie tagsüber lange hinterm Ladentisch stehen oder am Schreibtisch sitzen müssen, betreiben Sie zwischendurch ein wenig Gymnastik – man kann beispielsweise mit den Zehen »Klavier spielen«.
O Tragen Sie so oft wie möglich sogenannte KNEIPP-Sandalen; durch das hölzerne Fußbett wird der Blutrückfluß aus den Venen gefördert.
O Legen Sie, wo und wann Sie auch können, die Beine hoch (zum Beispiel vor dem Fernsehgerät). Für die Nacht ist es ratsam, die Bettpfosten am Fußende zu erhöhen, indem man 25 Zentimeter dicke Holzklötze darunterschiebt.
O Laufen Sie auch einmal mit nackten Füßen durch taunasses Gras, oder praktizieren Sie das berühmte KNEIPPsche Wassertreten in der Badewanne.
Pfarrer KNEIPP war zwar ein Laienbehandler. Aber seine Jünger sind weder Sektenmitglieder, noch ist die

Wasserkur ein Firlefanz. Der hohe gesundheitliche Wert der KNEIPPschen Anwendungen ist vielfach von namhaften Wissenschaftlern in aller Welt bestätigt worden. Sie sind also in bester Gesellschaft, wenn sie plötzlich ein begeisterter »Kneippianer« werden.

Zweiter Teil

UNSERE BESTE PFLANZENARZNEI

KAPITEL 23

Heilpflanzen im Mai

Weißdorn hält das Herz jung

Nutzen Sie einen Spaziergang im Mai oder Juni doch einmal dazu, zwei Handvoll Blüten des Weißdornbusches zu pflücken! Sie brauchen wirklich keine Angst zu haben, daß Sie ihn verfehlen; er ist leicht zu erkennen und nicht zu verwechseln. Sein Name ist auf die kleinen weißen, gebüschelten Blüten und auf die dornigen Zweige zurückzuführen. Meist finden wir ihn als stattlichen Strauch, aber der Weißdorn kann auch zu acht Meter hohen (und sechshundertjährigen!) Bäumen heranwachsen.

Breiten Sie die zarten Blüten zu Hause auf dem Backblech aus und lassen Sie sie schonend – keinesfalls im vollen Sonnenlicht! – trocknen. Zum Aufbewahren geben Sie die Blüten in ein dunkles, luftdichtes Glas – und schon haben Sie den Grundstock zu Ihrer eigenen Kräuter-Hausapotheke, die Ihnen bei mancherlei Alltagsbeschwerden gute Dienste leisten soll.

Auf der Suche nach immer neuen Wirkstoffen hat sich die moderne Arzneimittelforschung gerade im Hinblick auf die Pflanzenheilkunde große Verdienste erworben. Wenn Pfarrer KNEIPP etwa altbewährte

Kräuter empfahl, so griff er auf den Erfahrungsschatz der Volksheilkunde zurück. Wie die pflanzlichen Substanzen aber exakt wirken, wissen wir erst seit wenigen Jahren. Sogenannte *Flavone* und *Flavonoide,* die im Weißdorn enthalten sind, steigern nachweisbar die Durchblutung der Herzkranzgefäße, erhöhen auch die Pumpleistung des Herzmuskels und vermögen die Herzschlagfolge zu regulieren. Auf die Dauer tragen diese phantastischen Eigenschaften unter anderem auch dazu bei, nervöse Herzrhythmusstörungen zu beseitigen und erhöhten Blutdruck zu normalisieren. Die herzwirksamen Weißdornsubstanzen finden sich übrigens ebenfalls in den kleinen roten, kugeligen Früchten, die Sie im September und Oktober sammeln können.

Da man das Herz nicht sehen kann, kann man auch nie genau sagen, wie »alt« es ist. Man weiß höchstens, wie viele Jahre es bereits geschlagen hat; doch es gibt junge Menschen, die haben schon ein sehr altes Herz, und es gibt alte Menschen, die noch ein sehr junges Herz haben. Nicht selten macht es einem in der zweiten Lebenshälfte schon mal zu schaffen, ohne daß es ernstlich erkrankt wäre. Dann spürt man – insbesondere nach ungewohnter Belastung – vielleicht so ein eigenartiges Beklemmungsgefühl in der Brust oder einen unbestimmten Druck in der Herzgegend.

Der Grund dafür ist ein Sauerstoffmangel. Denn zum einen pumpt das Herz nicht mehr so kräftig wie früher, zum anderen sind die Blutgefäße nicht mehr so elastisch. Unter Umständen sind die Gefäße auch durch Ablagerungen an den Innenwänden enger geworden und lassen dementsprechend weniger Blut durch (in der Regel geschieht das über Jahrzehnte; die durchschnittliche Lebenserwartung liegt für Männer bei 70,2, für Frauen sogar bei 76,9 Jahren). Wenn Sie schon mal beim Treppensteigen schnaufend stehenbleiben müssen, kann es sich um eine beginnende Herzschwäche handeln – der Arzt spricht von einer »Insuffizienz«. Nun sollten Sie wirklich eine Weißdornkur machen, die Ihre Beschwerden erheblich lindern kann!

Nehmen Sie einen Eßlöffel der getrockneten Blüten pro Tasse, gießen Sie kochendes Wasser darüber, und lassen Sie den Aufguß acht Minuten lang ziehen. Am besten trinken Sie je eine Tasse Tee morgens nüchtern und am Abend vor dem Schlafengehen. Sie dürfen sich allerdings keine Sofortwirkung von den zwar zuverlässig, aber sehr schonend wirkenden Inhaltsstoffen des Weißdorntees versprechen. Gut vier Wochen sollten Sie die Teekur mindestens durchführen. Dann aber fühlen Sie sich ganz bestimmt »leichter ums Herz«, leistungsfähiger und frischer.

SEBASTIAN KNEIPP, der Pfarrer von Bad Wörishofen im Allgäu, war der größte »Wasserdoktor« aller Zeiten. Aber weniger bekannt ist, daß der Wegbereiter der modernen KNEIPP-Kur auch ein ganz ausgezeichneter Kenner unserer heimischen Arzneipflanzen war. In seinen Schriften hat er immer wieder auf den Wert der »Apotheke Gottes« hingewiesen. In seinem Buch *Mein Testament für Gesunde und Kranke* mahnt er im Jahre 1895: »Wenn man sich nur die Zeit nicht reuen ließe, bei Spaziergängen oder ähnlichen Gelegenheiten die Kräuter zu sammeln!«

Denken Sie doch einmal bei Ihrem nächsten Gang

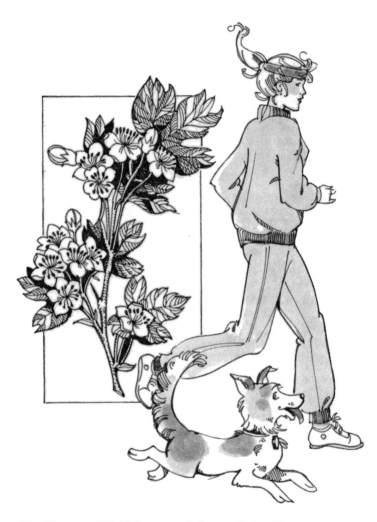

Ein Tee aus Weißdorn und dazu aktive Bewegung geben sogar dem bereits geschwächten Herzen Kraft und Ausdauer zurück.

durch die Natur an diese Worte! Sie brauchen ja nicht unbedingt ein gewiefter Experte auf dem Gebiet der Heilkräuterkunde zu werden. Aber so ein paar Grundkenntnisse können wirklich niemandem schaden.

Weißdorn kommt in unseren Breiten in zwei Arten vor; der Botaniker unterscheidet den eingriffeligen und den zweigriffeligen Weißdorn. Für uns spielt das weiter keine Rolle, denn beide Pflanzen haben die gleichen medizinischen Eigenschaften. Diese erstrekken sich vor allem auf die sogenannte »kleine Herztherapie«.

Haben Sie schon einmal darüber nachgedacht, welche Leistung Ihr Herz erbringen muß, um Ihren Kreislauf stabil zu halten? Es schlägt rund 100 000 mal am Tag und pumpt das sauerstoffreiche Blut aus der Lunge auch in den entlegensten Winkel Ihres Körpers. Die Energie, die dazu verwendet wird, würde ausreichen, um einen Eisenbahnwaggon einen Meter hochzuheben.

Sie sollten Ihrem Herzen zuliebe aber noch etwas anderes tun: Bewegen Sie sich ausgiebig! Denn das menschliche Herz ist der einzige Motor, der schon bald Verschleißerscheinungen zeigt, wenn man ihn nicht genügend strapaziert. Tasten Sie beim Training mal nach Ihrem Puls! Er sollte pro Minute nicht schneller schlagen, als es die Faustregel »180 minus Lebensalter« zuläßt.

Wissenschaftler haben sogar herausgefunden, daß ein Sechzigjähriger die Pumpleistung seines Herzens durch regelmäßiges Training soweit steigern kann, daß sie der eines untrainierten Vierzigjährigen gleichkommt. Sie können sich also wirklich verjüngen, wenn Sie zu einem kleinen Einsatz bereit sind. Läufer leben länger – also laufen Sie dem Alter davon!

Rheumaschmerzen? *Birkenlaub lindert*

Es gibt nicht viele Pflanzen, die solch ein charakteristisches Aussehen haben, daß sie einer ganzen Landschaft ihr Gesicht aufprägen können. Aber die Birke gehört unbedingt dazu. Auch wenn sie in allen Teilen der Bundesrepublik vorkommt, so finden wir sie doch hauptsächlich im Norden des Landes. Die zwanzig bis dreißig Meter hohen stattlichen Bäume mit der auffälligen weißen Rinde und den überhängenden frischgrünen Zweigen geben beispielsweise den großen Heidegebieten um Lüneburg ihr typisches Aussehen.

Zupfen Sie im Frühjahr doch einmal ein junges Birkenblatt ab und reiben Sie es zwischen Daumen und Zeigefinger. Es fühlt sich ein wenig klebrig an. Dies ist das beste Zeichen dafür, daß die Erntezeit für unsere Gesundheit gekommen ist. Streifen Sie einige Handvoll Birkenblätter vom Baum – besser noch: Pflücken Sie sie einzeln ab! Plündern Sie aber bitte nicht gleich einen ganzen Zweig, denn der Baum will ja weiterleben! Und achten Sie darauf, daß weder Blütenkätzchen noch Zweigstücke ins Sammelgut geraten!

Der Blättervorrat wird schonend getrocknet und kommt in luftdicht verschließbare Dosen oder dunkle Gläser. Und schon hat Ihnen Mutter Natur wieder einen nützlichen Arzneitee geschenkt, der zwar ein wenig bitter schmeckt, aber ausgezeichnete Eigenschaften besitzt.

Seit altersher gilt ein Tee aus jungen Birkenblättern beispielsweise als blutreinigend. Und so brühen Sie ihn auf: Geben Sie ein bis zwei Eßlöffel der getrockneten Droge in eine Tasse und gießen Sie siedendes Wasser darüber. Nach fünf Minuten wird der Aufguß durch ein Sieb gegeben, mit Zucker oder Honig gesüßt und in kleinen Schlucken warm getrunken. Auf keinen Fall dürfen Sie den Birkenblättertee kochen, weil sonst seine wirksamen ätherischen Öle zerstört werden. Andere Wirksubstanzen sind die sogenannten Saponine. Sie lösen sich besonders gut aus den Birkenblättern, wenn man dem Tee eine Messerspitze doppeltkohlensaures Natron zugibt.

Die Blutreinigung ist auf die harntreibende Wirkung der Droge zurückzuführen. Nieren und Blase werden angeregt, vermehrt Schlackenstoffe auszufiltern und aus dem Körper zu entfernen. Insbesondere geht es da um die sogenannten Purinstoffe. Dabei handelt es sich um Substanzen, die vom Organismus in Harnsäure umgewandelt werden können. Steigt der Harnsäurespiegel im Blut über die Norm, kann sich die Harnsäure in Form von nadelspitzen Kristallen an den Gelenken absetzen – es kommt zu äußerst schmerzhaften Gichtanfällen. Birkenblättertee spült Purin gründlich aus.

Wir haben es jedoch nicht allein mit einem Gichttee zu tun, sondern der Birkenblätteraufguß wird auch bei allen anderen Erkrankungen des rheumatischen Formenkreises empfohlen. Denn ob Gelenkschmerzen, Muskelziehen, Rückenbeschwerden und Ischiasleiden – es handelt sich ja in der Regel immer um Stoffwechselstörungen.

Sollten Sie zu dem großen Heer der bedauernswerten Rheumapatienten gehören, steht Ihnen mit Birkenblättern ein absolut nebenwirkungsfreies Hausmittel zur Verfügung, das sich sehr vielfältig anwenden läßt. Gelenkbeschwerden lassen sich beispielsweise lindern, wenn man das Gelenk in frische Blätter einpackt, die kurz nach dem Regen gepflückt werden. Die feuchten Blätter werden zweckmäßigerweise in ein Handtuch gepackt und aufgelegt. Sie können die Blätter ebensogut in einen kleinen Eimer füllen und zum Beispiel die Handgelenke für eine halbe Stunde hineinstecken. Schon bald werden Sie spüren, daß sich in dieser »Blätterpackung« eine wohltuende Wärme entwickelt, die die Gelenkbeschwerden günstig beeinflußt.

Eine bekannte KNEIPP-Maßnahme ist der sogenannte Spanische Mantel – wobei der gesamte Körper in ein naßkaltes Laken eingewickelt wird. Ähnlich läßt sich eine Ganzpackung mit frischen, trockenen Birkenblättern anlegen, was allerdings ohne Hilfe so gut wie unmöglich ist.

Die Birke spendet uns aber noch mehr zur Gesundheit. So wird der Birkensaft nicht nur in der Volksheilkunde, sondern auch in der modernen Haarkosmetik als biologisches Mittel gegen Kopfschuppen und Haarausfall geschätzt. Auf der Basis von Birkensaft können Sie verschiedene Haarwässer rezeptfrei in jeder Apotheke kaufen. Birkensaft läßt sich auch selbst gewinnen, allerdings muß man das beginnende Frühjahr (Ende Februar/Anfang März) dazu nutzen, wenn

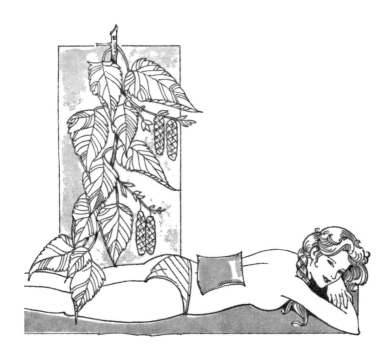

Ein Päckchen feuchter Birkenblätter vertreibt als Auflage Ischias und Beschwerden aus Gelenken, Muskeln und Rücken.

der Baum treibt. Bohren Sie ein zehn bis fünfzehn Zentimeter tiefes Loch in den Stamm, stecken Sie einen Strohhalm hinein; schon bald quillt der Birkensaft heraus, der sich dann in einer Flasche auffangen läßt.

Wenn man Scherereien aus dem Weg gehen will, bohrt man Birken natürlich nur auf dem eigenen Grundstück an. Anschließend muß man das Loch mit einem kleinen Zapfen gut verschließen, damit der Baum keinen Schaden nimmt. Frischer Birkensaft muß vor Gärung geschützt werden, deshalb gibt man in jede Flasche etwa fünf Gewürznelken und etwas Zimt. Insgesamt ist die Saftgewinnung eine mühsame Prozedur, so daß man doch lieber ins Reformhaus geht, wo man eine Flasche Birkensaft für ein paar Mark kaufen kann.

Birkensaft läßt sich sowohl einnehmen (drei bis vier Löffel täglich werden beispielsweise wegen des blutreinigenden Effektes auch bei Hautkrankheiten empfohlen), als auch zu Einreibungen der Kopfhaut verwenden. Bei Ekzemen kann man ihn auch als Hauttonikum benutzen.

Schließlich muß auch noch der Birkenteer erwähnt werden. Dabei handelt es sich um eine dicke, schwarzbraune Flüssigkeit, die durch Verschwelen von Rinde, Wurzeln und Holz der Birke gewonnen wird. Der Birkenteer ist ein ausgezeichnetes Mittel gegen Darminfektionen, Blähungen und Hauterkrankungen. Mit diesem Heilmittel muß man jedoch äußerst sparsam umgehen. Fragen Sie bitte deshalb vor einer Anwendung Ihren Apotheker um Rat!

KAPITEL 24

Heilpflanzen im Juni

Huflattich vertreibt den Husten

Bezeichnenderweise trägt der Huflattich den botanischen Namen *Tussilago*. Dieses Wort ist zusammengesetzt aus den lateinischen Begriffen *tussi* = Husten und *agere* = vertreiben. Der Huflattich gilt schon seit Jahrhunderten als Hustenmittel, und er ist eines der trefflichsten dazu. Pfarrer KNEIPP lobte beispielsweise: »Zum Reinigen der Brust und zum Säubern der Lungen ist es sehr rathsam, Lattichtee zu trinken.« Machen Sie die Probe aufs Exempel: Wenn es im Hals kratzt, wenn Sie sich einmal heiser geredet oder gesungen haben, wenn Sie ein Kitzelhusten quält, oder wenn Sie sich gar eine fiebrige Bronchitis oder einen Luftröhrenkatarrh eingehandelt haben: Nehmen Sie ein bis zwei Teelöffel der getrockneten Droge (der Apotheker hält meist eine Mischung aus Blüten und Blättern bereit), übergießen Sie das Hustenkraut mit kochendem Wasser und lassen Sie den Aufguß eine Viertelstunde lang ziehen. Süßen Sie Huflattichtee grundsätzlich mit einem guten Teelöffel voll Honig, der bei Katarrhen aller Art eine zusätzliche lindernde Wirkung ausübt. Trinken Sie bitte zwei bis drei Tassen Huflattichtee pro Tag; dann klingen die Atembeschwerden bald ab, und Sie haben die lästige Erkältungskrankheit rasch vergessen.

Wenn Sie dagegen Halsschmerzen haben, brühen Sie den Lattichtee stärker auf. Nehmen Sie jetzt pro Tasse ein bis zwei Eßlöffel des Krautes, und gurgeln Sie kräftig mit dem Aufguß. Auch diese Maßnahme wird Ihnen bald helfen, denn der Huflattich gilt auch als Adstringens, das heißt, er besitzt zusammenziehende und damit reizlindernde und entzündungshemmende Eigenschaften.

Bei einem Streifzug durch die Natur können Sie den Huflattich kaum verfehlen: Der deutsche Name weist auf die huf- und herzförmigen Blätter hin, die an der Unterseite mit weißhaarigem Filz versehen sind. In England nennt man den Huflattich »son-before-father«, das bedeutet soviel wie »der Sohn kommt vor dem Vater«; der Huflattich hat nämlich die Eigentümlichkeit, seine leuchtend gelben Blüten schon früh im Februar, häufig sogar durch den Schnee zur Schau zu stellen, also lange bevor die ersten Blätter erscheinen. Aber auf die kommt es uns – weil sie an medizinischen Inhaltsstoffen gehaltvoller sind – vor allem an.

Man findet den anspruchslosen Huflattich überall im Land, auf Wiesen und an Bachläufen, an Wegrändern und Eisenbahndämmen; der Huflattich liebt lehmige Böden und schickt seine unterirdischen Ausläufer so hartnäckig über weite Strecken, daß Sie häufig regelrechte Huflattichfelder vorfinden können, neben denen sich kein anderes Kraut behaupten kann. Das ist der Grund, warum er von Gärtnersleuten wenig geachtet und oft als Unkraut verfolgt wird. Aber der Huflattich ist zum Glück kaum auszurotten.

Huflattich vertreibt den Husten

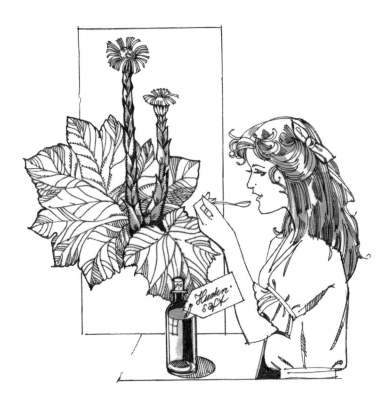

Die schleimlösenden und hustenstillenden Eigenschaften des Huflattichtees sind in der Volksmedizin seit altersher bekannt.

Wie gesagt, enthalten die Blätter mehr Wirkstoffe als die Blüten. Vor allem zeichnet sich der Huflattich durch seinen hohen Gehalt an saurem Schleim, Bitter- und Gerbstoffen aus. Darüber hinaus enthält er Salpeter und Inulin, die auf entzündete Schleimhäute ebenfalls eine reizlindernde Wirkung ausüben.

Pflücken Sie für Ihre Hausapotheke nur gesunde, etwa handtellergroße Huflattichblätter, die nicht vom Rostpilz oder anderen Schädlingen befallen sind, mit kurzem Stiel ab; sammeln Sie die Blätter, ohne sie zu quetschen, am besten in einem Korb. Die frische Ernte wird zerschnitten und im Schatten in nur einer luftigen Schicht getrocknet. Sie können ebensogut die ganzen Blätter zu kleinen Bündeln an den Stielen zusammenbinden und zum Trocknen an einer Leine aufhängen. Aufbewahrt wird die Droge in luftdichten, dunklen Behältern.

Huflattichtee wird sogar unterstützend bei chronischen Atemwegserkrankungen wie Staublunge und Lungenblähung sowie bei asthmatischen Leiden empfohlen – Krankheiten, die selbst nicht mit den modernsten Arzneimitteln auszuheilen sind. Doch die bedauernswerten Patienten erfahren bei ihren quälenden Hustenattacken und Atemnotschüben durch regelmäßiges Trinken von Huflattichtee eine deutliche Besserung.

Aber sehen wir von der günstigen Wirkung des Huflattichs auf den gesamten Atemtrakt einmal ganz ab. In der Volksheilkunde wurde noch eine Anzahl weiterer bemerkenswerter Eigenschaften dieser Arzneipflanze entdeckt, die nicht nur erstaunlich klingen, sondern tausendfach mit Erfolg erprobt wurden. Bei den gefürchteten »offenen Beinen«, dabei handelt es sich um chronische und sehr schlecht heilende Venenentzündungen, haben sich Umschläge mit frischen Huflattichblättern als wundheilungsfördernd bewährt. Am besten schneidet man die Blätter klein, walzt sie nach Möglichkeit noch mit einem Nudelholz, bis der Saft austritt, packt sie in ein Tuch und legt sie für etwa eine halbe Stunde auf.

Ähnlich kann man bei den peinigenden Nervenschmerzen einer Gürtelrose oder einer Gesichtsrose verfahren. Auch gegen diese Viruserkrankungen gibt es heute keine vernünftige Medizin. Der Huflattichumschlag aber wirkt oft wie ein Wunder. Wenn im Herbst die Blätter welk geworden sind, läßt sich mit gleich gutem Erfolg auf den getrockneten Heilpflanzenschatz zurückgreifen. Eine kleine Handvoll wird kurz mit heißem Wasser überbrüht, dann läßt man das Kraut abkühlen und legt es in einem Tuch auf die betroffene Körperpartie.

Schließlich sei noch ein nützlicher Tip verraten, den Sie vielleicht im Urlaub einmal gut gebrauchen können: Gegen Insektenstiche gibt es kaum eine bessere Erste-Hilfe-Maßnahme als das Auflegen zerquetschter Huflattichblätter. Oder: Sie zerreiben ein frisches Blatt zwischen den Fingern und tragen den austretenden Saft auf den Insektenstich auf. Sie sollten sich also wirklich immer freuen, wenn der Huflattich in der Nähe ist!

Die Brennessel: Medizin der Spitzenklasse

Wer kennt sie nicht – die Große und die Kleine Brennessel, hat sich nicht schon einmal an ihren leicht zerbrechlichen Haaren »verbrannt«? »Berühre zart eine Brennessel – und sie wird dich schmerzhaft stechen; pack sie fest an wie ein Mann – und sie bleibt so weich wie Seide!« hat der englische Dichter AARON HILL empfohlen. Sie selbst sollten sich jedoch besser mit Handschuhen und einem langen Messer bewaffnen, wenn Sie dieses wertvolle Unkraut ernten. Das klingt paradox – aber die unscheinbare, kaum auszurottende Brennessel ist eine Arzneipflanze erster Güte.

Die beiden Nesselarten sind von so anspruchsloser Natur, daß Sie sie überall in der Natur finden werden: Brennesseln wachsen besonders gerne an Zäunen, an Hecken und Mauern, am Waldrand und natürlich im Garten. Denn wo gedüngt wird, fühlen sich die Brennesseln besonders wohl. Es hat fast den Anschein, als hätte es der liebe Gott so eingerichtet, daß sich der Mensch ihrer überall bedienen kann.

Zwischen Juni und September läßt sich die Brennessel zu Heilzwecken sammeln. Der vierkantige hohe Stengel trägt große herzförmige Blätter, deren Ränder mit spitzigen Zähnen versehen sind. Ernten Sie bitte nur die zarten, oberen Teile der Pflanze, wenn Sie etwa Tee, Salat oder Gemüse zubereiten wollen. Die gröberen Stengel und die schon derberen unteren Blätter können Sie dagegen auch zu Saft verarbeiten.

Gegen die Beschwerden des rheumatischen Formenkreises, vornehmlich ziehende Rückenschmerzen, Hexenschuß und Ischias, gibt es eine besondere

Die Brennessel: Medizin der Spitzenklasse

Anwendungsform mit Brennesseln. Man darf aber keineswegs zimperlich sein. Denn nach altem ärztlichem Rat soll man sich mit den frischen Pflanzen auf den Rücken schlagen. Schon nach kurzer Zeit läßt das anfängliche Brennen nach, und die so »behandelte« Haut wird wohlig warm – ein Zeichen von vermehrter Durchblutung.

Das ist der Grund dafür, daß diese Anwendung auch gegen Durchblutungsstörungen in den Beinen empfohlen wird. Ständig kalte Füße sind ein erstes Anzeichen dafür. Um die Blutzirkulation anzuregen, sollten Sie überdies aber auch solch eine bewährte gymnastische Übung wie das »Fahrradfahren« mit den Beinen nicht vergessen.

Außerdem: Tägliche Spaziergänge und kalt-warme Wechselduschen (immer mit »kalt« beenden) bessern das Leiden oder lassen es zumindest nicht schlimmer werden.

Das Brennesselkraut enthält gleich drei Substanzen, die die Blutgefäße erweitern, entspannen, entkrampfen und die Durchblutung insgesamt steigern. Das sind *Acetylcholin, Chlorophyll* und das Gewebshormon *Histamin*.

Überdies kommen wichtige Mineralsalze vor, in der Hauptsache Kalium, das vom Organismus zur Wasserausscheidung über die Nieren benötigt wird. Das ist der Grund, warum Brennesseltee auch zum Entwässern empfohlen wird. Nehmen Sie zwei Teelöffel des getrockneten Krautes, übergießen Sie die Droge mit kochendem Wasser und lassen Sie den Aufguß fünf Minuten lang ziehen; vom abgesiebten Tee trinkt man morgens und abends je eine Tasse.

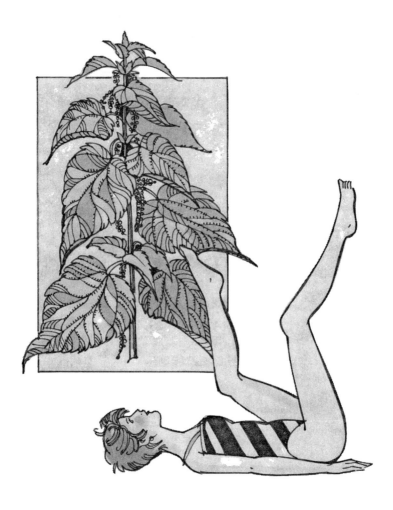

Gymnastik ist bei Durchblutungsstörungen in den Beinen besonders wichtig – aber auch Tee aus Brennesseln kann helfen.

Insgesamt schreibt man der Brennessel eine aufbauende, kräftigende und appetitanregende Wirkung zu. Das ist nicht verwunderlich, wenn wir ihre Inhaltsstoffe kennen: Vitamin A und reichlich Vitamin C sowie neben Kalium die Mineralstoffe Kalzium und Eisen. Diese Substanzen greifen sehr vielfältig in das Stoffwechselgeschehen ein, halten unter anderem die Haut elastisch, bauen die Körperabwehr auf, regen die Nieren an, sorgen für feste Knochen und schöne Zähne und sind unerläßlich für die Blutbildung.

Aber das ist nicht alles. Brennesselwurzeln enthalten die Substanz *Sitosterin,* ein hervorragendes Mittel gegen Blasenentzündungen. Und im Brennesselsamen kommen neben Sitosterin ein fettiges Öl und Vitamin E vor, das den Cholesterinspiegel zu senken vermag.

Pflanzenforscher haben überdies in den Samenkörnern noch eine andere Wirkstoffgruppe entdeckt, die allerdings noch weiterer Überprüfung bedarf. Es handelt sich dabei um sogenannte Biostimulatoren, deren Wirkung etwa pflanzlichen Hormonen gleichkommt.

Dementsprechend vielfältig ist das Anwendungsgebiet für die Brennessel. Als Naturheilmittel wird sie nicht nur gegen Rheuma, sondern auch gegen Gicht empfohlen, da ihre Wirkstoffe überschüssige Harnsäure aus dem Blut entfernen. Brennesselzubereitungen eignen sich auch zur Behandlung von Harnwegs- und Nierenerkrankungen und bei Störungen im Magen-Darm-Trakt.

Gekochte Brennesseln verlieren sofort ihre Schärfe. Deshalb läßt sich auch ein sehr nahrhaftes und gesundes Gemüse daraus zubereiten, das etwa wie Spinat schmeckt. Sie sollten es unbedingt einmal probieren! Hier das Rezept: Junge Brennesselblätter in Salzwasser garen, abseihen, fein wiegen und mit Butter und Salz abschmecken. Beliebt ist auch Brennesselsalat. Die jungen Blätter werden gewaschen, zerteilt und mit einer Salatsauce nach Belieben angerichtet.

Brennesselsamen muß man schon selbst ernten, denn heute kann man ihn kaum noch in Apotheke, Drogerie oder Reformhaus kaufen. Dafür gibt es dort aber ein Vitaltonikum aus Brennesselsamen, das besonders bei Schwächezuständen und in der Altersheilkunde empfohlen wird. Der alkoholische Auszug von Brennesselwurzeln hat sich auch als Einreibung zur Verbesserung des Haarwuchses bewährt.

Wenn Sie in Ihrem Garten beim Auftauchen von Blattläusen und anderem Geziefer nicht gleich zu chemischen Kampfmitteln greifen wollen, versuchen Sie es doch einmal mit Brenneseljauche! In den meisten Fällen werden Sie die Schädlinge dann nach kurzer Zeit los. Füllen Sie einen Eimer zur Hälfte mit zerschnittenen Brennesseln und gießen Sie Wasser darauf. Der Aufguß soll etwa vierundzwanzig Stunden ziehen; aber nicht länger, denn sonst verliert die Zubereitung ihre Schärfe und wird wirkungslos.

KAPITEL 25

Heilpflanzen im Juli

Kamille hilft bei vielen Beschwerden

Wußten Sie, daß die echte Kamille die meistverkaufte Heilpflanze auf der ganzen Welt ist? Als getrocknetes Kraut wird sie in unseren Apotheken heute allerdings nicht mehr so häufig gehandelt. Gebräuchlicher sind Kamillenextrakte. Sie lassen sich sehr vielseitig verwenden, etwa zum Gurgeln, zu Wundverbänden oder als Badezusätze. Geben Sie bei einem Anflug von Halsschmerzen oder bei einer Zahnfleischentzündung zwanzig bis dreißig Tropfen auf ein halbes Glas lauwarmes Wasser; gurgeln Sie mehrmals täglich damit und spülen Sie mit der Lösung kräftig die Mundhöhle aus! Auf die Linderung Ihrer Beschwerden brauchen Sie nicht lange warten!

Doch es lohnt sich auch, die Kamille selbst zu sammeln. Die getrockneten Blüten sind ein preiswertes und äußerst wirksames »Medikament« in Ihrer Hausapotheke. Überdies: Die bei uns heimische Arzneipflanze ist besonders hochwertig – sie enthält beispielsweise doppelt soviel ätherisches Öl wie die meisten aus den Balkanländern importierten Kamillen. Und dabei finden Sie sie nahezu überall an Wegrändern, auf Äckern und Getreidefeldern, sogar noch in bis zu tausend Meter hohen Gebirgslagen. Die Kamille blüht während des ganzen Sommers, von Mai bis Oktober. Am besten erntet man sie aber zwischen Juni und August, und zwar spätestens drei bis fünf Tage nach dem Erblühen – in dieser Zeit haben die kleinen Kamillenköpfchen nämlich ihren größten Wirkstoffgehalt.

Und lediglich die goldgelben Blütenköpfchen mit ihrem leuchtend weißen Strahlenkranz wollen wir zu Heilzwecken pflücken. Nehmen Sie bitte ein kleines scharfes Messer mit und schneiden Sie an Ort und Stelle ein Kamillenblütenköpfchen der Länge nach durch! Nur wenn es innen hohl ist, haben Sie die richtige, die echte Kamille erwischt! Dies ist wirklich ein untrügliches und leicht erkennbares Merkmal, welches die ausgezeichnete Heilpflanze von ihren zahlreichen, aber minderwertigen Verwandten unterscheidet. Dazu gehören die gemeine Hundskamille (die ein wenig nach Hund riecht) oder die römische Kamille (deren Blütenköpfchen mit Mark gefüllt sind) oder die strahlenlose Kamille (ihr fehlen die charakteristischen weißen Randblätter). Unverwechselbar ist darüber hinaus das würzige Aroma, das nur die echte Kamille verströmt. Ein weiteres Merkmal für die Heilpflanze: Die weißen Blätter von älteren Blüten sind vielfach nach unten umgeschlagen.

Bei akuten Magenbeschwerden – die Ursache dafür ist meist eine Entzündung der Magenschleimhaut – ist die Kamille das Hausmittel Nummer eins. Und nicht ohne Grund: Kamille wirkt entzündungshemmend, krampflösend und fördert die Wundheilung. Die wichtigste Wirksubstanz ist fraglos das sogenannte

Chamazulen, ein dickflüssiges, »azur«-blaues (daher der Name!) ätherisches Öl. Diese nützlichen Öle können sich übrigens verflüchtigen. Deshalb sollte man getrocknete Kamillenblüten niemals länger als etwa ein Jahr aufbewahren.

Bei einem Magenkatarrh (medizinisch: *Gastritis*) nützt Ihnen am ehesten eine sogenannte Rollkur mit einem extrastarken Kamillentee. Nehmen Sie einen ganzen Eßlöffel des getrockneten Krautes, übergießen Sie die Droge mit kochendem Wasser und lassen Sie den Aufguß zehn Minuten lang ziehen. Damit der Tee auch mit der gesamten Magenschleimhaut in Berührung kommt, sollten Sie ihn schluckweise trinken und dabei (am besten morgens früh im Bett) je fünf Minuten in Rücken-, Bauch- und die beiden Seitenlagen »rollen«. Bleiben Sie anschließend noch etwa eine halbe Stunde lang mit einem feuchtwarmen Leibwickel liegen. Spätestens nach drei bis vier Tagen sind die Beschwerden ganz bestimmt verschwunden. Es ist aber richtig, auch noch ein paar Tage nach der Besserung morgens nüchtern und abends vor dem Schlafengehen je eine Tasse Kamillentee zu trinken.

Eine länger dauernde Kur mit Kamillentee vermag sogar Magengeschwüre auszuheilen. Da bestimmte Inhaltsstoffe der Kamille entblähend wirken, eignet sich der Tee aber auch zur Linderung von Darmkrämpfen. Wegen seiner milden, nebenwirkungsfreien Eigenschaften ist er nicht zuletzt ein fabelhaftes Kindermittel. Bei kindlichen »Bauchschmerzen«, die meist infolge von Darmgasen entstehen, hilft er prompt. Da Kamillentee auch sanft beruhigt, darf

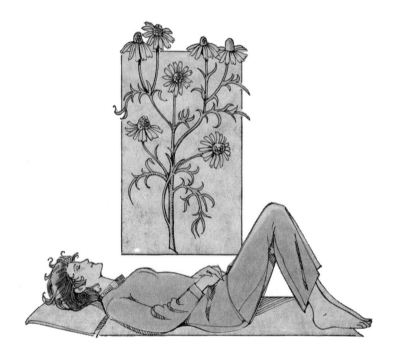

Eine Rollkur mit extrastarkem Kamillentee ist eine altbewährte Maßnahme gegen die Entzündung der Magenschleimhaut.

man ihn ebensogut Kindern geben, die nicht einschlafen wollen.

Ein Kopfdampfbad mit Kamillenblüten lindert dagegen nicht nur hartnäckigen Husten, sondern wird auch gerne in der Naturkosmetik zur Behandlung unreiner Haut empfohlen. Nehmen Sie bitte zwei Handvoll getrockneter Kamillenblüten und zwei Sträußchen frischer Petersilie. Wiegen Sie die Petersilie fein, mischen Sie beide Kräuter und übergießen Sie sie in einer weiten Schüssel mit kochendem Wasser. Die heißen Dämpfe, die nun aufsteigen, sind mit hochwirksamen ätherischen Ölen gesättigt. Damit möglichst viel Dampf die Gesichtshaut erreicht, nimmt man das Kopfdampfbad unter einem großen Badetuch. Bald öffnen sich die Hautporen, und der Schweiß tropft von der Stirn. Genauso sollte es sein: Der Schweiß schwemmt alle Schmutzpartikel aus den Poren und entfernt gleichzeitig die abgestoßenen, verhornten Zellen. Wenn das Wasser abkühlt und der Dampf nachläßt, tupft man das Gesicht mit einem weichen Papiertaschentuch ab.

Die Verbindung von Kamille und Petersilie hat viele guten Eigenschaften: sie wirkt durchblutungsfördernd, aber auch beruhigend auf die Hautnerven, antibakteriell und entzündungshemmend.

Der äußerlichen Anwendung von Kamillenblütenaufgüssen und -extrakten in Form von Waschungen, Umschlägen und Bädern sind kaum Grenzen gesetzt. Sie werden empfohlen bei Hautentzündungen aller Art und Juckreiz, bei Verbrennungen und schlecht heilenden Wunden, Hämorrhoidalbeschwerden und entzündlichen Erkrankungen der weiblichen Geschlechtsorgane. Da niemals schädliche Nebenwirkungen auftreten, darf man getrost behaupten: Kamillen sind besser als Pillen.

Die »Fußsohle« gegen Husten und Zahnweh

Zugegeben: Der Spitzwegerich ist nicht gerade die attraktivste Pflanze, eher sogar ein recht unscheinbares Kraut; aber wie zum Ausgleich hat ihn die Natur mit ganz hervorragenden Eigenschaften ausgestattet. Obwohl er nicht als »offizielle« Heilpflanze gilt, gehört der Spitzwegerich (botanisch: *Plantago lanceolata*) doch seit Jahrtausenden zum Schatz der Volksarznei. Alle großen Naturheiler, so die weisen Ärzte des Altertums, die heilkundige Äbtissin HILDEGARD VON BINGEN oder der berühmte PARACELSUS, haben den Spitzwegerich empfohlen und vor allem als Hustenmittel gelobt.

Der Name Wegerich sagt aus, wo Sie ihn finden. Er wächst als eine der häufigsten Pflanzen unserer Flora an trockenen Wegrändern, breitet sich aber auch auf Äckern und Wiesen aus. Die lateinische Bezeichnung *planta* bedeutet auch soviel wie »Fußsohle«. Das heißt, daß wir dem Wegerich auf Schritt und Tritt begegnen. Die nordamerikanischen Indianer gaben ihm gar den Spitznamen »White Man's Foot«; denn die weißen Einwanderer führten auch den Wegerich ein, der bald überall auf ihren Spuren wuchs. Die bekanntesten Verwandten in der großen Wegerichfamilie sind der Mittlere Wegerich, der Spitzwegerich und der Breitwegerich. Die besten Heileigenschaften hat aber der Spitzwegerich.

Die »Fußsohle« gegen Husten und Zahnweh

Im Sommer haben Sie vielleicht die Gelegenheit, seine juckreizlindernde und abschwellende Wirkung auszuprobieren: Sollte Sie einmal ein Insekt stechen – die lästigen Plagegeister machen einem in Feuchtgebieten ja oft das Leben schwer –, zerreiben Sie ein Spitzwegerichblatt zwischen den Fingern und schmieren Sie den Saft auf die schmerzende Haut. Es dauert nur wenige Minuten, bis eine Besserung eintritt.

Der Spitzwegerich hat zur Haut eine ganz besondere Beziehung. Das mag auf die Tatsache zurückzuführen sein, daß er aus zinkhaltigen Böden den Mineralstoff Zink herauszufiltern und zu speichern vermag. Die heilsame Wirkung einer Zinksalbe auf wunde Haut ist ja weithin bekannt. Spitzwegerichblätter werden seit altersher zur Behandlung von Wunden, Hundebissen und offenen Beinen verwendet. Dazu bereitet man einen Breiumschlag aus den Blättern zu; diese werden frisch gepflückt und zwei bis drei Stunden in wenig Wasser »eingeweicht«.

In der Pflanzenheilkunde nennt man diesen Vorgang »mazerieren«. Er dient dazu, die wirksamen Inhaltsstoffe des Arzneikrautes zu lösen. Bewährt haben sich aber auch Spitzwegerichauflagen aus frischen, kleingeschnittenen Blättern. Umschläge mit Spitzwegerichblättern wirken bei kleineren Wunden auch blutstillend. Eine sehr deutlich blutgerinnungsfördernde Lösung erhält man durch eine Abkochung von fünfzig Gramm trockenen Spitzwegerichblättern in einem halben Liter Wasser.

Spitzwegerichblätter können Sie bis in den Herbst hinein ernten. Das weitverbreitete Kraut läßt sich kaum übersehen. Die lanzettenförmigen, mehrfach

Heilpflanzen im Juli

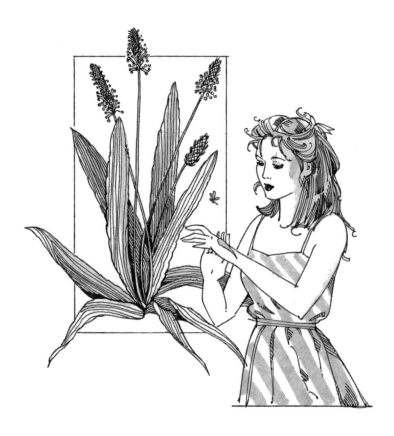

Wenn ein Insekt gestochen hat, lindert ein zerriebenes Blatt des Spitzwegerichs schnell den Schmerz auf der betroffenen Hautstelle.

geäderten Blätter sind dicht am Boden in einer Rosette zusammengefaßt. Aus der Rosettenmitte sprießen blattlose, bis zu vierzig Zentimeter hohe Stengel mit walzenförmigen Blütenähren. Kauen Sie doch einmal ein frisches Spitzwegerichblatt: Es schmeckt ein wenig bitter, leicht salzig und herb. Die getrocknete Droge kann man natürlich auch im Kräuterhaus oder in der Apotheke kaufen (die lateinische Bezeichnung: *Herba plantaginis*).

Seine häufigste Anwendung als Hustendroge hat der Spitzwegerich seinem Gehalt an Schleim, Bitterstoffen und Kieselsäure zu verdanken. Darüber hinaus enthält er ein *Glykosid* (= ein traubenzuckerhaltiger Naturstoff), das sogenannte *Aucubin*, welches entzündungshemmend und antibakteriell wirkt. Spitzwegerichsirup (frischen Saft mit der gleichen Menge Honig etwa eine halbe Stunde lang kochen und in gut verschließbaren Flaschen aufbewahren!) ist beispielsweise ausgezeichnet haltbar – ein Zeichen für die antibiotischen Eigenschaften der Pflanze, welche die Arznei vor dem Schimmel schützen. Spitzwegerichsirup wird wegen seines guten Geschmacks vor allem gerne in der Kinderpraxis verordnet. Unter der Bezeichnung »Sirup« versteht man ja nichts anderes als eine flüssige Arznei mit einem sehr hohen, 50- bis 65prozentigen, Zuckeranteil.

Sie können einem hustenden Kind aber ebensogut einen auswurffördernden, hustenreizlindernden Tee aufbrühen: Übergießen Sie zwei Teelöffel der getrockneten Blätter mit einer Tasse siedendem Wasser; lassen Sie den Aufguß zehn Minuten lang ziehen, seihen Sie ihn ab und süßen Sie ihn mit einem Teelöffel

Honig. Bei Husten trinkt man täglich zwei bis drei Tassen, schluckweise und möglichst heiß; durch die Wärme entsteht zusätzlich ein durchblutungsfördernder Effekt auf die oberen Atemwege.

Junge Spitzwegerichblätter kann man auch als Salat zubereiten. Wegen ihrer derben Natur geben Sie aber besser immer nur eine kleine Handvoll Blätter in Ihre gewohnte Salatschüssel (oder auch in eine Gemüsesuppe). Auf jeden Fall verbessern Sie damit Salat oder Suppen, denn Spitzwegerich ist reich an Mineralstoffen wie Kalium, Natrium, Magnesium, Eisen, Phosphor und Kieselsäure. Das ist der Grund dafür, daß man Spitzwegerichsaft auch gerne zur Entschlackung und Blutreinigung während einer Frühjahrskur trinkt. Eine solche Kur – dreimal täglich einen Eßlöffel Saft, eventuell mit etwas Wasser oder Milch verdünnen und mit Honig süßen – können Sie natürlich auch zu jeder anderen Jahreszeit durchführen. Da die Saftgewinnung mühsam ist, wählt man für solche Anwendungen am besten fertigen Preßsaft aus der Apotheke oder dem Reformhaus.

Spitzwegerichwurzeln werden sogar als Erste-Hilfe-Mittel gepriesen. Wenn man die gereinigten Wurzeln kaut, helfen sie sehr zuverlässig gegen Zahnschmerzen. Solch eine Anwendung kann allerdings höchstens einmal während eines Urlaubs von Nutzen sein; ansonsten muß man natürlich bei derlei Beschwerden zum Zahnarzt.

Sirup oder Saft – der Löwenzahn gibt Kraft

Im mittelalterlichen Kräuterbuch des LEONHART FUCHS heißt es vom Löwenzahn: »Der geläuterte Saft von dem Kraut und Wurzel ist eine gebenedeyte Artzney wider die hitzige Entrichtung und Brunst des Magens und der Leber.« Die heilsame Wirkung bei Magenbeschwerden ist insbesondere auf den hohen Gehalt des Bitterstoffs *Taraxacin* zurückzuführen, der in allen Teilen der Pflanze vorkommt.

Der Löwenzahn blüht bis in den Oktober hinein. Gehen Sie doch einmal hinaus in Ihren Garten oder auf das nächste Rasenstück. Das »Unkraut« Löwenzahn finden Sie auf allen Wiesen und an Wegrändern, auf Waldlichtungen und Feldern. Knipsen Sie mit Daumen und Zeigefinger einen Stengel mit dem unverwechselbaren goldgelben Blütenkopf ab, entfernen Sie die Blüte und waschen Sie den Stengel unter fließendem Wasser ab. Und nun beißen Sie vom rohen Stengel immer ein kleines Stück ab und kauen es langsam und bedächtig. Zugegeben – es schmeckt ein wenig bitter. Aber so eine Löwenzahnstengelkur über vierzehn Tage, drei bis fünf Stengel täglich, macht Sie insgesamt fit und frischer.

Kinder knüpfen sich gerne lange Halsketten aus den Löwenzahnstengeln. Nicht selten hört man dann von den Eltern die Warnung, den weißen, bitteren Milchsaft des Löwenzahns nicht von den Fingern zu lecken. Kleinere Kinder können in der Tat Bauchschmerzen davon bekommen. Aber Erwachsenen macht der Genuß von Löwenzahnstengeln überhaupt nichts aus. Bei den vielseitigen Anwendungsmöglichkeiten als

Heiltee, Salat, Wurzelgemüse, Saft oder Löwenzahnextrakt sind schädliche Nebenwirkungen nie beobachtet worden. Die wirklich erstaunlichen Eigenschaften des Löwenzahns können Sie sich vom Frühjahr bis in den Herbst hinein zunutze machen: Ab Anfang April wird das Kraut mit der Wurzel gesammelt, noch ehe der Löwenzahn zu blühen beginnt. Bis in den August hinein können Sie dann Blätter und Stengel ernten. Und im Herbst schließlich gräbt man die tief im Boden verankerten Pfahlwurzeln aus oder »sticht« sie, ebenso wie man das mit dem Spargel macht.

Auch die fleischigen Löwenzahnwurzeln dürfen Sie nach sorgfältiger Reinigung getrost roh essen. Aus getrockneten Wurzeln wird übrigens ein Kaffee-Ersatz hergestellt, der im Reformhaus erhältlich ist. Herz- und Magenkranke, die manchmal keinen Bohnenkaffee vertragen, können Löwenzahnwurzelkaffee unbedenklich genießen. Üblicher ist jedoch die Verwendung der kleingeschnittenen, getrockneten Wurzeln als Arzneitee. In der Apotheke bekommt man meist eine Mischung aus getrocknetem Löwenzahnkraut und -wurzeln. Für einen Heiltee übergießen Sie bitte ein bis zwei Teelöffel der Droge mit kochendem Wasser; lassen Sie den Aufguß etwa zehn Minuten lang ziehen, seihen Sie ihn dann ab und trinken Sie ihn in kleinen Schlucken, solange er noch warm ist.

Den meisten Nutzen bringt Ihnen der Löwenzahntee, wenn Sie ihn kurmäßig über vier Wochen lang trinken. Seine hervorstechenden Eigenschaften: Er kurbelt insgesamt den Stoffwechsel an, reinigt das Blut, stärkt die körpereigenen Abwehrkräfte (100

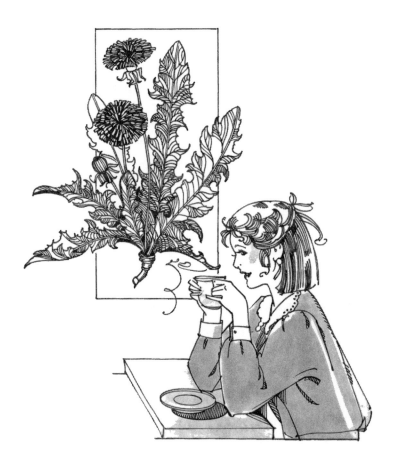

Löwenzahn kann sogar als Kaffee-Ersatz dienen; üblicher ist jedoch seine bewährte Verwendung als Heiltee.

Gramm Löwenzahnblätter enthalten im Schnitt 30 Milligramm Vitamin C!), wirkt insbesondere aber anregend auf Leber, Nieren, Bauchspeicheldrüse und Galle. Arzneimittelversuche machen die Wirkung des Löwenzahns am deutlichsten: Bei einer intravenösen Injektion von Löwenzahnextrakt produziert die Leber bis zu viermal mehr Gallensaft!

Bei Entzündungen der Gallenwege oder bei Gallensaftstauung, insbesondere aber bei der Veranlagung zur Gallensteinbildung ist der Löwenzahn ein Heilmittel erster Güte. Wer zu Gallensteinen neigt, sollte regelmäßig im Frühjahr und im Herbst vorbeugend seine Löwenzahnteekur machen. Bereits vorhandene Gallensteine lassen sich zwar nicht auflösen. Aber in der Regel läßt das Druckgefühl im rechten Oberbauch, unter dem Gallenleidende häufig klagen, schon nach kurzer Zeit deutlich nach. Und Gallensteinkoliken treten erst gar nicht auf.

Eine weitere hervorstechende Eigenschaft des Löwenzahns ist seine hohe diuretische Wirkung, das heißt, seine Inhaltsstoffe regen die Nieren zu vermehrter Flüssigkeitsausscheidung an. Nicht umsonst bezeichnet man den Löwenzahn im Volksmund zwar etwas vulgär aber treffend auch als »Bettpisser« (im Französischen auch »pissenlit«, was soviel wie »Nässe ins Bett« bedeutet).

Ein sogenannter Wasserstoß mit reichlich Löwenzahntee ist eine probate und häufig erfolgreiche Methode, um kleinere Nieren- oder Harnsteine auszutreiben. Dazu bereitet man etwa eineinhalb Liter Tee aus zwei Eßlöffeln des getrockneten Krautes zu und trinkt die gesamte Flüssigkeitsmenge morgens nüchtern innerhalb von zwanzig Minuten. Die erwünschte harntreibende Wirkung setzt prompt ein. Ärzte raten, beim Wasserlassen ein Sieb oder ein Gefäß zu benutzen, damit man auch sieht oder hört, wann man den Stein los wird.

In der Volksheilkunde wird der Löwenzahn auch immer wieder zur Behandlung der Zuckerkrankheit empfohlen. Am besten wählt man für eine mehr oder weniger regelmäßige Einnahme einen fertigen Preßsaft, von dem man täglich ein bis zwei Likörgläser voll trinkt.

Wenn Sie ein wenig Mühe nicht scheuen, können Sie sogar noch im Winter von den fabelhaften Eigenschaften des Löwenzahns profitieren. Aus seinen Blüten läßt sich nämlich ein sehr gut schmeckender Brotaufstrich herstellen. Nehmen Sie drei Handvoll frischer Blütenköpfe und bringen Sie sie in einem Liter kaltem Wasser zum Sieden. Lassen Sie den Absud über Nacht ziehen und sieben Sie ihn am nächsten Morgen durch. Geben Sie dann ein Kilo Rohrzucker und den Saft einer halben Zitrone hinzu! Auf kleiner Herdplatte verdampft man nun soviel Flüssigkeit, bis sich ein streichfertiger Sirup ergibt. In festverschlossenen Gläsern ist der Sirup gut haltbar. Denn Zucker hat ja auch eine antibakterielle Wirkung und wird deshalb seit altersher zum Konservieren benutzt.

Johanniskraut hält Sie bei guter Laune

Noch heute pflückt man in ländlichen Gegenden am Johannistag zur Sommersonnenwende (23. Juni) das gerade goldgelb erblühte Johanniskraut, um frische Sträuße über Hof- und Stalltüren aufzuhängen: Sie sollen böse Geister fernhalten und den Teufel vertreiben. Aber man darf sich Zeit lassen – Johanniskraut blüht bis in den späten August, sogar noch Anfang September.

Das Anwendungsgebiet dieser vielseitigen Arzneipflanze ist ganz erstaunlich. Eine kleine Flasche mit Johanniskrautöl sollten Sie wirklich immer in Ihrer Hausapotheke vorrätig halten. Wenige Tropfen, in die Haut eingerieben, helfen ausgezeichnet bei Nervenschmerzen wie Ischiasbeschwerden und Hexenschuß, Rheuma und Neuralgien. Sollten Sie sich einmal eine Verstauchung, Verrenkung oder Prellung zuziehen – Johanniskrautöl lindert. Kleinere Kinder stoßen sich dauernd irgendwo, größere kommen mit Beulen nach Hause – Johanniskrautöl ist dann richtig. Und auf schlecht heilende Wunden legt man eine Mullkompresse, die in Johanniskrautöl getränkt wurde, um die Abheilung zu beschleunigen. Das hat schon der Heilkundige DIOSKURIDES als Feldarzt bei der römischen Armee gemacht.

Das rubinrote Johanniskrautöl können Sie sogar selbst herstellen. Füllen Sie etwa 600 Gramm Blütenköpfe in eine helle Glasflasche und gießen Sie einen Liter Olivenöl darauf. Stellen Sie den Aufguß sechs Wochen lang an ein sonniges Fenster. Seihen Sie dann die Blüten ab und füllen Sie das nun rot gewordene Öl zur Aufbewahrung in eine dunkle Flasche. Wenn Sie ein Mittel speziell gegen Verbrennungen, Verbrühungen und Sonnenbrand möchten, sollten Sie die Johanniskrautblüten besser in Leinöl ausziehen lassen. Johanniskrautöl gibt es auch zur innerlichen Einnahme in Kapselform, zum Beispiel in bewährten Mischungen mit Knoblauchöl oder Baldrianextrakt.

Die schöne, leuchtend rote Farbe unseres Wundöls stammt von der Substanz *Hypericin,* die in den Blüten enthalten ist. Dieser Umstand macht das Echte Johanniskraut schon nahezu unverwechselbar: Zerreiben Sie eine Blüte zwischen Daumen und Zeigefinger, so tritt die Farbe heraus, rot wie Blut. In der Volksheilkunde wird das Kraut deshalb auch als »Johannesblut« oder »Christi Kreuzblut« bezeichnet. Der Lieblingsjünger soll unterm Kreuz die vom Blut benetzten Blüten gesammelt und an Gläubige verteilt haben. Auch die Namen »Herrgottswunderkraut« und »Gottesgnadenkraut« sind geläufig. Dies deutet zum einen darauf hin, daß wir es wirklich mit einer außerordentlichen Arznei zu tun haben. Zum anderen weist es auf eine Bedeutung, die man der Pflanze im Mittelalter gegeben hat: Das vergossene Blut Christi symbolisierte nicht nur eine starke Waffe gegen den Teufel, sondern man versuchte auch, mit dem Johanniskraut Hexen auszutreiben und die Besessenheit zu heilen.

Hier nun erhalten wir einen Hinweis auf das zweite, wissenschaftlich abgesicherte Anwendungsgebiet für das Johanniskraut. Denn vielfach handelte es sich bei den vermeintlichen »Hexen« ja um bedauernswerte Geschöpfe. Es waren seelisch kranke Menschen, die

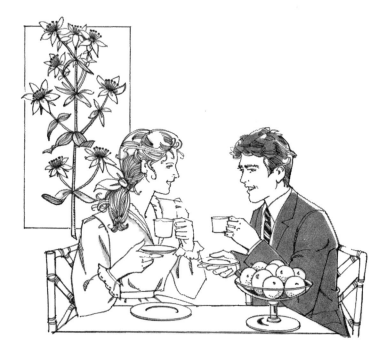

Dem Johanniskraut wurden einst magische Wirkungen zugeschrieben. Sogar Hexen sollten damit vertrieben werden.

infolge ihrer melancholischen Zustände, Verstimmungen und Depressionen in die Isolation gedrängt wurden. Die Wirkstoffe von Johanniskraut – vorausgesetzt man setzt sie richtig ein – lindern deutlich solche gesundheitlichen Störungen. Aber auch das große Spektrum der vegetativen Befindensstörungen, der Streßkrankheiten, der Unruhe-, Angst- und Erschöpfungszustände gehört hierhin. Johanniskraut ist das »Nervenkraut« schlechthin. Seine Inhaltsstoffe entfalten eine nahezu ebensolche ausgleichende Wirkung, wie man sie den modernen chemischen Psychopharmaka oder Tranquilizern zuschreibt. Zwar darf man keine Sofortwirkung erwarten. Dafür aber braucht man sich auch nicht vor unerwünschten Nebenwirkungen zu fürchten. Und einen Gewöhnungseffekt gibt es auch nicht.

Bei allen nervösen Krankheitszuständen macht man am besten eine Teekur. Nehmen Sie bitte ein bis zwei Teelöffel der getrockneten Droge pro Tasse, gießen Sie siedendes Wasser darüber und lassen Sie den Tee nur etwa fünf bis sechs Minuten ziehen. Dann wird er abgeseiht und warm, mit etwas Honig gesüßt, getrunken. Zwei Tassen, eine morgens und eine am Abend, genügen. Aber diese Kur sollte mindestens vier bis sechs Wochen dauern. Eine wohltuende entspannende und angstlösende Nervenberuhigung tritt nach etwa vierzehn Tagen ein, hält aber auch nach der Teekur noch spürbar längere Zeit an.

Wenn Sie selbst hinausgehen, um Johanniskraut zu sammeln, sollten Sie zwei weitere unverwechselbare Merkmale kennen. Denn es gibt eine ganze Anzahl verschiedener Arten, von denen sich jedoch nur das sogenannte Tüpfeljohanniskraut (botanisch: *Hypericum perforatum*) zu Heilzwecken anbietet. Das lateinische Wort *perforatum* bedeutet soviel wie »durchbrochen«. Halten Sie einmal ein Johanniskrautblatt gegen das Licht! Nur bei der Arzneipflanze sieht man viele durchscheinende helle Punkte, das Blatt erscheint wie »perforiert«; jeder Punkt ist ein Minibehälter für eine Mischung aus farblosem ätherischem Öl und Harz! Und schließlich: Das Tüpfeljohanniskraut hat einen zweikantigen (!) Stengel; das sieht ganz komisch aus, weil man in der Natur meist nur runde oder vierkantige Stengel vorfindet.

Während einer Teekur mit Johanniskraut sollten Sie bitte keine ausgedehnten Sonnenbäder nehmen und sich auch nicht unter ein Solarium legen. Denn die Pflanze enthält Substanzen, die die Haut lichtempfindlich machen. Solche »photosensibilisierenden« Stoffe kommen in vielen Pflanzen vor, etwa in Chrysanthemen, Sellerie, Petersilie oder Dill. Aber nur empfindliche Personen reagieren bei Aufnahme von diesen Inhaltsstoffen und UV-Licht mit einer sogenannten Sonnenallergie – rascher Hautrötung wie bei einem Sonnenbrand.

KAPITEL 26

Heilpflanzen im August

Heidelbeeren stoppen den Sommerdurchfall

Ein Tütchen – oder besser noch ein verschlossenes Glas – mit getrockneten Heidelbeeren gehört in jede Hausapotheke. Der Spruch »In der Heidelbeerzeit kann der Arzt auf Urlaub gehen« ist zwar übertrieben, aber er enthält doch eine ganze Menge Wahrheit. Denn es gibt kaum ein milderes, unschädliches, dabei aber hochwirksames Durchfallmittel als getrocknete Heidelbeeren. Da diese Pflanzenarznei auch mit den gefürchteten Sommer- und Reisedurchfällen fertig wird, sollten Sie am besten auch Ihre Reiseapotheke damit ausstatten.

Nahezu ein Drittel aller Urlauber, die ihre Ferien in südlichen und tropischen Ländern verbringen, bekommen »Montezumas Rache« oder die »Turistika« zu spüren: sie leiden – meist in den ersten Tagen ihres Aufenthaltes – unter quälenden Durchfällen. Schon eine Veränderung der biorhythmischen Körperfunktionen infolge von Zeitunterschieden bei Fernreisen, ungewohnt zusammengesetzte Nahrung, andere Fette und Öle, scharf gewürzte Speisen und kalte Getränke oder nur der Reisestreß der ersten Urlaubstage können die Darmtätigkeit empfindlich stören. Vielfach wird der Durchfall (medizinisch: Sommer- oder Reisediarrhö) aber durch Kolibakterien ausgelöst. Diese Erreger fängt man sich vorwiegend dort ein, wo die hygienischen Verhältnisse in Küche und Service nicht unseren Maßstäben entsprechen.

Am besten kochen Sie sich bei den ersten Anzeichen einer solchen Erkrankung einen Tee aus getrockneten Heidelbeeren. Sie können die Beeren auch kauen, nach Belieben vermischt zum Beispiel mit einem geriebenen Apfel. Aber die harten Schalen und Kerne der Blaubeeren rufen bei manchen Leuten Magenbeschwerden hervor. Halten Sie sich deshalb lieber an das probate Teerezept: Drei bis vier Eßlöffel getrockneter Heidelbeeren mit einem halben Liter Wasser ungefähr zehn Minuten lang kochen; dann abseihen und dreimal täglich eine kleine Tasse voll trinken.

Die Heidelbeerpflanze, ein sommergrüner Zwergstrauch, wächst besonders gerne auf sauren, nährstoffarmen Böden in unseren Wäldern und Heidegebieten. Natürlich dürfen Sie bei der Ernte auch hin und wieder von den leckeren süß-sauren Früchten naschen. Aber die frischen Beeren bewirken infolge ihres hohen Gehaltes an Fruchtsäuren genau das Gegenteil der getrockneten: sie führen unter Umständen einen Durchfall herbei.

Breiten Sie die Beeren zu Hause luftig aus und lassen Sie sie gut trocknen. Beeren mit einem Rest an Feuchtigkeit schimmeln sehr leicht, und dann sind sie natürlich als Arznei unbrauchbar. Während des Trocknungsprozesses verlieren sich die Fruchtsäuren. Die durchfallhemmenden, darmberuhigenden, keimtötenden und entzündungswidrigen Inhaltsstoffe (insbesondere die sogenannten Gerbstoffe) bleiben dagegen voll erhalten. Nicht nur das: Die Gerbstoffe sind in der Heidelbeere chemisch so gebunden, daß sie erst im Dünndarm freigesetzt werden und aus diesem Grund die empfindliche Magenschleimhaut nicht reizen können. Interessanterweise machen diese Substanzen wohl die Krankheitserreger im Darm unschädlich (hemmen diese zumindest in ihrem Wachstum), stören aber die gesunde Bakterienflora im Darm überhaupt nicht. Deshalb können Sie schon Kleinkindern und sogar Säuglingen bei einer Durchfallerkrankung unbedenklich eine Heidelbeerabkochung verabreichen. Geben Sie kleinen Kindern aber bitte nicht mehr als stündlich einen Eßlöffel der Heidelbeermedizin.

Bei einer Zahnfleischentzündung oder einer anderen kleinen Infektion im Mund-Rachen-Raum haben Sie mit der Heidelbeerabkochung überdies ein ausgezeichnetes Gurgel- und Mundspülmittel zur Hand. Noch wirksamer bei solchen oft schmerzhaften Mundschleimhautläsionen mag die Behandlung mit Heidelbeertinktur sein. So stellen Sie sie her: 125 Gramm getrocknete Heidelbeeren in eine Flasche geben, dreiviertel Liter Branntwein darübergießen und etwa vier Wochen ausziehen lassen. Dann abseihen und fest verschlossen aufbewahren. Diese Tinktur hat sich auch bei der Behandlung von nässenden und juckenden Hautausschlägen (zum Beispiel einer Bartflechte) gut bewährt. Auch bei schlecht heilenden, brandigen Geschwüren von Zuckerkranken wird das Aufpinseln einer solchen Zubereitung empfohlen.

Als flankierende Maßnahme bei der Behandlung

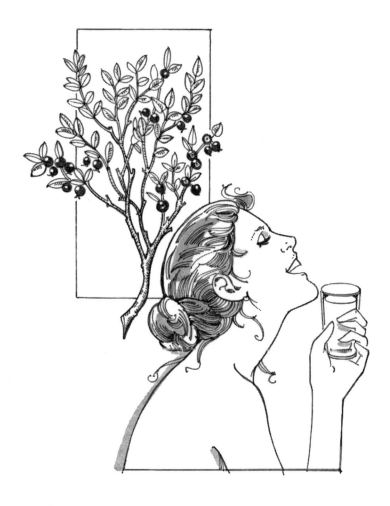

Gurgellösungen aus der Heidelbeere sind bei Entzündungen der Mundschleimhaut und bei Zahnfleischbluten äußerst nützlich.

der Zuckerkrankheit kennt man in der Volksheilkunde aber auch schon seit langem die Teekur mit einer Zubereitung aus den Heidelbeerblättern, die eine völlig andere medizinische Wirkung haben als die Beeren. Heidelbeerblätter sind häufig Bestandteil von blut- und harnzuckersenkendem Fertigtee, den man in der Apotheke kaufen kann. Wenn Sie ihn als sogenanntes Antidiabetikum einsetzen wollen, sollten Sie aber den Beipackzettel genau studieren. Im Gegensatz zu den völlig ungiftigen Beeren findet sich nämlich in Heidelbeerblättern die Substanz *Hydrochinon*, die, im Übermaß genossen, zu Gesundheitsschädigungen führen kann. Neuerdings gibt es aber blutzuckersenkenden Heidelbeerblättertee, dem man diese giftige Substanz entzogen hat. Solchen hydrochinonfreien Heidelbeerblättertee können Sie unbedenklich über mehrere Wochen trinken (drei bis vier Tassen täglich).

Im übrigen sollte man überhaupt keinen Heilpflanzentee als ständigen »Haustee« trinken. Denn der Organismus gewöhnt sich ja auch an solche Medizin; und wenn die Droge dann einmal im Krankheitsfall eingesetzt werden soll, hat sie möglicherweise keine Wirkung mehr. Es ist empfehlenswert, nach jeder vier- bis sechswöchigen Kur mit einem Heiltee eine Pause von zwei bis drei Wochen einzulegen. Anschließend darf man die Kur ohne weiteres wiederholen.

Wenn Sie noch niemals »in den Bickbeeren« waren, lassen Sie sich vielleicht diese wertvolle Heilpflanze zunächst einmal von einem Kenner zeigen. Sie dürfen die Heidelbeere nämlich nicht mit der Rauschbeere verwechseln, deren Genuß, wie der Name ja sagt, in rauschartige Zustände versetzen kann. Ein wichtiges Kennzeichen: Die Blätter der Heidelbeere sind schwach, aber deutlich eingekerbt; die der Rauschbeere sind ganzrandig glatt.

Tausendgüldenkraut macht mächtig Appetit

Sollten Sie zwischen Juli und September für Ihre Hausapotheke das Tausendgüldenkraut suchen und sammeln, nehmen Sie bitte eine kleine Schere mit. Schneiden Sie die rosa blühenden Triebspitzen in etwa zwanzig Zentimeter Länge vom vierkantigen Stiel ab; doch reißen Sie bitte nicht die ganze Pflanze mit der Wurzel aus! Es gibt Gegenden in den deutschsprachigen Ländern, da findet man die früher weitverbreitete Arzneipflanze kaum noch, weil sie von allzu sorglosen Sammlern praktisch ausgerottet wurde. Das ist der Grund, warum die Wurzel des Tausendgüldenkrautes inzwischen unter Naturschutz gestellt wurde.

Wenn Sie ein wenig umweltbewußt sind, können Sie ein Weiteres für unsere stark strapazierte Flora tun: Lassen Sie dort, wo Sie Tausendgüldenkraut ernten, immer einige Pflanzen in voller Blüte zurück. Nur dann hat das Arzneikraut Gelegenheit, ausgiebig Samen zu bilden, um sich wieder selbst auszusäen.

Doch nun rasch zur vielseitigen Verwendung der zwar unscheinbaren, aber hochkarätigen Heilpflanze, die – zur richtigen Zeit am richtigen Platz – in der Tat ihre tausend Gulden wert ist. So manchem, der sich krank und elend fühlte, hat sie schon den Gang zum Arzt erspart. Grob umrissen wirkt Tausendgüldenkraut auf den gesamten Verdauungstrakt. Vor allem aber ist es wegen seines hohen Gehaltes an Bitterstoffen ein Magenmittel erster Güte.

Mit dem Fremdwort »Amara« bezeichnet man in der Medizin die verdauungsfördernden pflanzlichen Bittermittel. Sie regen die Verdauungsdrüsen zu vermehrter Speichel- und Magensaftproduktion an. Sie hemmen aber auch die Freisetzung von Giftstoffen im Magen-Darm-Kanal, die möglicherweise durch Gärung von Fäulnisprodukten gebildet werden können. Bitterstoffe verstärken darüber hinaus die Eigenbewegungen des Darms (sogenannte *Peristaltik*), die in erster Linie einer Verstopfung entgegenwirken.

Unter unseren heimischen Arzneipflanzen gibt es eine ganze Anzahl Bitterkräuter; dazu gehören beispielsweise der Enzian, der Bitterklee oder der Wermut. Aber bezeichnenderweise findet man in nahezu allen appetitanregenden und stärkenden »Amara« Auszüge aus dem Tausendgüldenkraut. Infolge der verbesserten Verdauungsverhältnisse ergibt sich automatisch nach einiger Zeit eine Kräftigung des Allgemeinbefindens und eine Steigerung der körpereigenen Abwehrkräfte. Tatsächlich läßt sich unter längerer, regelmäßiger Einnahme von Tausendgüldenkrauttee oder -präparaten eine Erhöhung der Anzahl der weißen Blutkörperchen (Abwehrzellen!) feststellen.

Tausendgüldenkraut gibt man deshalb gerne Genesenden, insbesondere schwächlichen Patienten, nach einem längeren Krankenhausaufenthalt, damit sie wieder auf die Beine kommen. Täglich zwei bis drei Likörgläschen eines Tausendgüldenkrauttonikums können ganz erstaunlich rasch zur Wiederherstellung

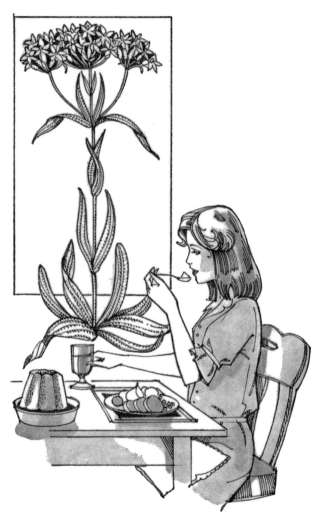

Tausendgüldenkraut rechnet man zu den Bittermitteln, die heilsam auf den gesamten Verdauungstrakt einwirken können.

beitragen. Da sich größere Stoffwechselprozesse im Organismus nicht von heute auf morgen umstellen lassen, ist es immer vernünftig, Tausendgüldenkrautzubereitungen über einen längeren Zeitraum – mindestens vier bis sechs Wochen – einzunehmen.

Die selbstgesammelten Pflanzen binden Sie am besten zu kleinen Sträußen zusammen und hängen sie an einem schattigen Platz zum Trocknen auf. Die Blüten behalten ihre hübsche rosarote Farbe, wenn Sie die zerkleinerte Droge anschließend in Papiertüten verpacken und in luftdichten Behältern aufbewahren. Ihre Hausapotheke ist damit aber auch um ein bewährtes Sofortmittel reicher geworden: Trinken Sie bei Sodbrennen, Appetitlosigkeit, Aufstoßen oder Blähungen, bei Gärungsdurchfall wie bei Verstopfung ein bis zwei Tassen Tausendgüldenkrauttee – dann schmeckt es Ihnen bald wieder! Nehmen Sie pro Tasse zwei Teelöffel der getrockneten Droge, überbrühen Sie sie mit siedendem Wasser und seihen Sie den Tee nach zehn Minuten ab. Die Medizin ist bitter, aber hilfreich.

Wirksamer ist allerdings der sogenannte Kaltauszug, weil sich die Bitterstoffe aus dem Kraut dann noch besser lösen. Für akute Fälle sollten Sie vielleicht eine Tausendgüldenkrauttinktur aus der Apotheke bereithalten – zwanzig bis dreißig Tropfen helfen meist zuverlässig. Dann können Sie über Nacht Ihren Tee ansetzen; nehmen Sie zwanzig bis dreißig Gramm der Droge auf einen Liter Wasser. Am nächsten Tag wird der Auszug abgeseiht, schwach erwärmt, mit etwas Honig gesüßt und schluckweise getrunken – etwa eine Tasse über den Tag verteilt.

Für die uralte Arzneipflanze gibt es eine ganz moderne Indikation: Es ist die vielzitierte Magersucht, unter der in letzter Zeit erschreckend viele junge Mädchen leiden. Wenn es sich dabei auch vordergründig um ein seelisches Problem handelt, so kann eine Teekur mit Tausendgüldenkraut doch dazu beitragen, die starken Erschöpfungszustände, unter denen diese bedauernswerten Patientinnen leiden, erträglicher zu machen und möglicherweise auch den Appetit anzuregen.

Der deutsche Name unserer magenstärkenden Pflanzenarznei beruht auf einem Irrtum, denn ihre botanische Bezeichnung *Centaurium* stammt aus dem Griechischen. Der Sage nach hat ein Zentaur, eines jener wilden, aus Mensch und Pferd gebildeten Fabelwesen, mit Tausendgüldenkraut seine wunden Füße geheilt. Fälschlicherweise wurde die Bezeichnung *Centaurium* auf die lateinischen Begriffe *centum* = hundert und *aurum* = Gold zurückgeführt.

Wenn Sie übrigens Tausendgüldenkraut in Ihrem eigenen Arzneigärtlein anpflanzen wollen, halten Sie sich an folgenden Züchtertip: Die Samen sind ganz besonders fein und sollten deswegen vor der Aussaat mit einem Streckmittel (Sand, Sägespäne oder Weizengrieß) vermischt werden. Man sät während des Sommers in Blumenkästen, läßt die Sämlinge auf der Fensterbank (oder im Glashaus) überwintern und pflanzt sie dann im Frühjahr ins Freiland.

Goldrute: ein Nierenmittel erster Güte

Ihr Name kennzeichnet sie treffend: Die Goldrute macht den Wanderer mit ihrer goldgelben Blütenrispe – bis zu einem Meter hoch – schon von fern wie mit einer winkenden Rute auf sich aufmerksam. Die leuchtende »Rute« steht auf kerzengeradem, unten häufig braunem, buschigem Stengel. Die Goldrute wächst in allen deutschsprachigen Länder. Sie bevorzugt Standorte an Waldrändern, auf trockenen Waldwiesen und auf Lichtungen.

Die Stengel sind leicht holzig; sie eignen sich weniger zur Zubereitung eines Arzneitees. Sammeln Sie deshalb bitte nur etwa das obere Drittel, also den blühenden Teil der Pflanze. Erntezeit ist von August bis September. Bündeln Sie die Goldrutenköpfe zu Büscheln und hängen Sie sie im Schatten zum Trocknen auf (wärmer als 35 Grad sollte es dort allerdings nicht werden!). Die getrocknete Droge wird am besten in luft- und lichtundurchlässigen Gefäßen aufbewahrt. Nach spätestens einem Jahr verflüchtigen sich die wirksamen Bestandteile, und der Tee wird wertlos; der Vorrat für die Hausapotheke muß dann erneuert werden.

Wenn man die Anwendungsgebiete von Arzneipflanzen nach Organen einteilt, dann ist die Goldrute im weitesten Sinne für die Nieren zuständig. Die Nieren sind sehr komplizierte Filterstationen. Durch ein verschlungenes System von zwei Millionen Blutgefäßknäuelchen werden im täglichen Kreislauf 1500 Liter Blut hindurchgeschleust! Im entsprechenden Umlauf pressen die Nieren täglich aus dem Blut bis zu 60 Liter

Flüssigkeit, von denen jedoch nur bis zu zwei Liter pro Tag über die Harnwegsorgane ausgeschieden werden. In diesem »Endharn« befinden sich hochgiftige Substanzen, die der Körper unbedingt loswerden muß. Wenn die Nieren versagen, kommt es zu schweren Stoffwechselentgleisungen, die – unbehandelt – zum Tod führen können.

Die Nieren sind also lebenswichtig. Wenn sie irgendwie in Mitleidenschaft gezogen werden, darf man nicht – wie etwa bei einem Schnupfen oder Husten – von einer Bagatellkrankheit reden. Das ist auch der Grund, warum Sie mit Nierenentzündungen (Anzeichen: Schmerzen in der Lendengegend, Übelkeit, Müdigkeit, Kopfschmerzen, Durst, Hautjucken) immer einen Arzt aufsuchen sollten. Andererseits dürfen Sie bei irgendeinem Unwohlsein mit leisestem Verdacht auf eine Beteiligung der Nieren einen Goldrutentee trinken. Vielfach läßt sich damit schon der Ausbruch einer ernsthaften Erkrankung kupieren.

Überdies gibt es zahlreiche Gesundheitsstörungen, die sich trotz ärztlicher Betreuung und medikamentöser Behandlung nicht bessern wollen. Im Hinblick auf unsere Pflanzenarznei und auf ihren Wirkungsbereich gehören dazu Schmerzen beim Wasserlassen, Harndrang, Harnverhalten, krampfartige Blasenschmerzen, Blasenentzündungen, Bettnässen, Nieren- und Blasengrieß oder -steine sowie – bei Männern – Prostatabeschwerden. Selbst Wasseransammlungen im Gewebe, sogenannte Ödeme (sie sind vielfach ein Zeichen dafür, daß die Nieren unzureichend Flüssigkeit ausscheiden), lassen sich vielfach mit einer Goldrutenbehandlung lindern.

Goldrute: ein Nierenmittel erster Güte

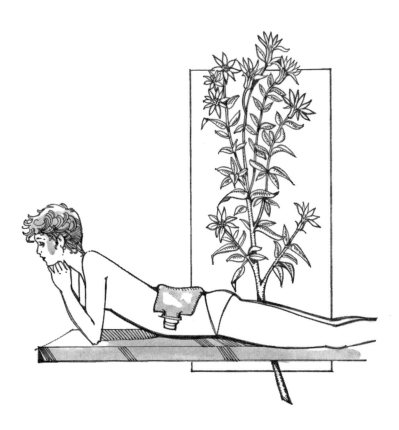

Tee aus der Goldrute und warme Auflagen in der Nierengegend vermögen schmerzhafte Koliken oft sehr rasch zu lindern.

Da die Goldrute ungiftig ist, gibt es in der Apotheke zahlreiche rezeptfreie Arzneimittel, Tinkturen und Tabletten mit den Wirksubstanzen der Goldrute gegen Harnwegserkrankungen. Die Inhaltsstoffe der Arzneipflanze lassen sich natürlich auch durch eine Teezubereitung lösen. So stellen Sie Goldrutentee her: Nehmen Sie zwei Teelöffel des getrockneten Krautes (ebensogut ist aber auch eine Zubereitung aus der frischen Pflanze möglich), übergießen Sie die Droge mit einer Tasse kaltem Wasser und bringen Sie den Aufguß zum Kochen; nun noch zwei bis drei Minuten ziehen lassen; abseihen, mit Honig süßen und in kleinen Schlucken morgens und abends trinken.

Sehr viele chemische Arzneimittel beinhalten nur eine einzige Wirksubstanz. In zahlreichen Kopfschmerzmitteln ist beispielsweise ganz allein die sogenannte Azetylsalizylsäure enthalten. Bei Heilpflanzen ist das anders. Die Natur hat häufig bis zu einem Dutzend und mehr Wirkstoffe in einem einzigen Kräutlein komponiert. Um nur einmal einige Substanzen aus der Goldrute vorzustellen:

○ Ätherisches Öl – dabei handelt es sich um eine flüssige, stark duftende, flüchtige Substanz;
○ Bitterstoff – ein »bitter« schmeckender Bestandteil, der die Verdauungsdrüsen anregt;
○ *Flavonoide* – Abkömmlinge des »Flavons«, die im Pflanzenreich weit verbreitet sind; pharmakologisch üben sie Wirkungen auf die verschiedensten Organe wie Herz, Nieren und Blutgefäße aus;
○ *Saponin* – eine Substanz, die wie Seife (lateinisch *sapo* = Seife) die Oberflächenspannung von Wasser herabsetzen kann.

Die natürliche Vielfalt der Wirksubstanzen ist aber auch der Grund dafür, daß Arzneipflanzen meist für einen ganzen Katalog von Erkrankungen empfohlen werden können. Mit einer Goldrutenkur können Sie beispielsweise mitten im Sommer – ebensogut wie mit Brennesseln oder Löwenzahn im Frühjahr – Ihren gesamten Stoffwechsel gründlich aufmöbeln. Trinken Sie drei Wochen lang täglich morgens nüchtern eine Tasse Goldrutentee, eine zweite am Abend vor dem Schlafengehen.

Der botanische Name *Solidago virgaurea* sagt noch einiges mehr aus. »Virgaurea« bedeutet etwa soviel wie »Goldrute«, der Vorname »Solidago« dagegen meint zu deutsch »wundfest machen«. Die frischen Pflanzenteile wurden früher gerne auf schlecht heilende Wunden gelegt, vor allem auch für Umschläge bei offenen Beinen benutzt. Eine in Südamerika heimische Goldrutenart (*Solidago canadensis*) wird von den Indianern heute noch zur Abheilung von Klapperschlangenbissen verwendet. Da man inzwischen unter den modernen Medikamenten bessere Wundheilungsmittel kennt, ist man bei uns vom Gebrauch dieser Art jedoch weitgehend abgekommen.

Die »Kanadische Goldrute« kommt in unseren Gegenden übrigens auch vor. Aber sie ist ebenso selten wie die Riesengoldrute (*Solidago gigantea*). Wenn Sie sie finden, sollten Sie nicht achtlos daran vorbeigehen: Alle Goldrutenarten haben die gleichen nierenwirksamen Inhaltsstoffe und sind beste Volksarznei.

Zinnkraut festigt Haut, Haar und Nägel

Den Ackerschachtelhalm sollten Sie sich wirklich einmal ganz in Ruhe ansehen. Was ist das nur für eine seltsame Pflanze! Sie sieht aus wie ein winziger Tannenbaum, dessen einzeln ineinander verschachtelten, hohlen »Äste« man leicht auseinanderzupfen kann, ohne sie selbst zu beschädigen. Stecken Sie doch einmal solch einen Stengelteil in den Mund und kauen Sie darauf herum! Es knirscht, als ob man feinen Sand zwischen den Zähnen hätte. Dieser Vergleich hinkt nicht einmal: Denn keine andere Pflanze enthält mehr Kieselsäure, den häufigsten Mineralstoff der Erde, der hauptsächlich in allen Sanden und Quarzen vorkommt.

Eigentlich paßt der Ackerschachtelhalm gar nicht so recht zwischen die bunten, blühenden Wiesen- und Ackerkräuter; denn der Schachtelhalm bekommt nie Blüten. Er vermehrt sich durch staubfeine Sporen, die bis zur Reife an der Unterseite in kleinen Behältern verwahrt werden.

Es ist kaum vorstellbar, aber die Ahnen dieser Arzneipflanze lassen sich bis in die sogenannte Karbonzeit zurückverfolgen. Damals, vor rund 390 Millionen Jahren, war die Erde mit gigantischen Schachtelhalmwäldern bedeckt!

Die grünen Sommertriebe des Schachtelhalmkrautes können Sie bis in den September hinein sammeln. Nehmen Sie zwei Teelöffel der frischen oder getrockneten Droge und gießen Sie sie mit einer Tasse kochendem Wasser auf. Dieser Arzneitee sollte gut fünfzehn Minuten ziehen. Auch wenn Sie gesund sind,

Zinnkraut festigt Haut, Haar und Nägel

können Sie unbedenklich eine Zeitlang morgens und abends je eine Tasse davon trinken. Sie tun damit in vielerlei Hinsicht etwas Gutes für Ihren Körper. Denn zum einen regen die Inhaltsstoffe des Ackerschachtelhalmes den Stoffwechsel an, zum anderen kräftigen sie das körpereigene Abwehrsystem; nachweislich erhöhen Kieselsäuredrogen die Anzahl der weißen Blutkörperchen, ein Zeichen dafür, daß die Abwehr mobilisiert wird.

Schon im Mittelalter galt der Ackerschachtelhalm als heilkräftige Pflanze. Aber dann gerieten seine guten Eigenschaften in Vergessenheit; das Kraut fand schließlich nur noch in der Küche Verwendung – zum Putzen von Zinngeschirr. Das ist der Grund, warum der Ackerschachtelhalm auch den Namen »Zinnkraut« trägt. Pfarrer KNEIPP war es, der den Wert des Ackerschachtelhalmes wiederentdeckte: »Es reinigt nicht bloß die Geschirre«, schreibt er vom Zinnkraut, »es reinigt und heilt auch innere und äußere Gebrechen des menschlichen Körpers.«

Je nach Standort enthält das Kraut sechs bis zehn Prozent Kieselsäure! Dieser Mineralstoff ist unentbehrlich für den Menschen. Er findet sich in sämtlichen Zellen und Geweben des menschlichen Körpers, und dementsprechend groß ist das medizinische Anwendungsgebiet des Salzes. Insbesondere verleiht die Kieselsäure der äußeren Hülle des Organismus, nämlich der Haut, Elastizität und Festigkeit. Das trifft aber nicht allein auf die Oberhaut, sondern insbesondere auf das Bindegewebe zu. Eine Bindegewebsschwäche ist beispielsweise die Ursache der vielzitierten »Orangenhaut« an den Oberschenkeln.

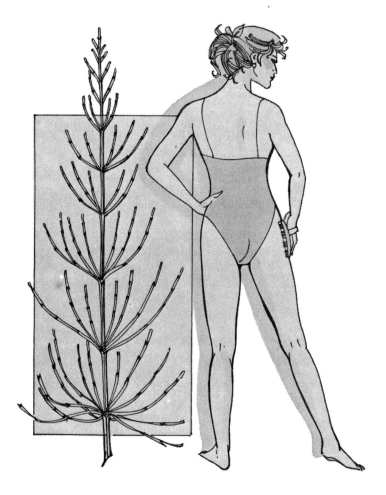

Eine Kur mit Tee aus dem Ackerschachtelhalm lohnt sich für alle Frauen, die unter der störenden Orangenhaut leiden.

Die Orangenhaut beschäftigt die Frauen ganz enorm; nach der Statistik ist bei uns sogar jede dritte Frau davon betroffen. Es handelt sich in der Regel nicht um eine erworbene Erkrankung, sondern um eine anlagebedingte Bindegewebsschwäche. Dieses Bindegewebe ist bei Frauen elastisch und dehnbar wie ein Gummistrumpf; denn im Falle einer Schwangerschaft muß sich die Haut dem wachsenden Leibesumfang anpassen können. Das ist der Grund, warum sich in der weiblichen Unterhaut eingelagerte Fettzellen »auspressen« lassen und so eine »Orangenhaut« bilden. Beim Mann ist das – so dick er auch sein mag – nicht möglich.

Frauen mit Orangenhaut sollten mindestens zweimal im Jahr dreiwöchige Teekuren mit Ackerschachtelhalmtee machen. Dadurch führt man dem Bindegewebe reichlich Nährsubstanz zu und kann ein Fortschreiten der Bindegewebsschwäche aufhalten.

Hilfreich ist in diesem Zusammenhang auch die Selbstmassage, etwa mit einem Luffahandschuh, oder das Trockenbürsten der Haut. Wichtig ist, daß man immer in Richtung zum Herzen hin, also an den Beinen vom Knie an aufwärts, massiert. Dadurch fördert man den Abfluß des gestauten Venenblutes und entlastet so den gesamten Kreislauf. Gleichzeitig wird die Zirkulation der Lymphflüssigkeit angeregt.

Auf jeden Fall wirkt der Zinnkrauttee auch entwässernd und bringt Flüssigkeitsansammlungen, sogenannte Ödeme, in Bewegung. Häufig staut sich – beispielsweise nach einem Knöchelbruch oder irgendwelchen Verletzungen – die Lymphflüssigkeit; die Haut schwillt dann an und wird teigig. Hier haben sich

Hand- oder Fußbäder mit Schachtelhalmextrakten gut bewährt. Fertige Extrakte aus der Apotheke sind sparsam und bequem. Für Schachtelhalmbäder eignet sich aber auch ein Auszug, den Sie so herstellen: Nehmen Sie 50 Gramm Schachtelhalmkraut, schneiden Sie es in kleine Stücke, überbrühen Sie das Kraut mit heißem Wasser, und lassen Sie das Ganze etwa eine Stunde ziehen. Anschließend abseihen und dem Badewasser zugeben. Für ein Vollbad benötigen Sie etwa die doppelte Menge.

Auch spröde Haare und brüchige Fingernägel sind »ein Fall für den Schachtelhalm«, sprich für den Mineralstoff Kieselsäure. Wenn man so will, darf man getrost von einem »Frauenmittel« sprechen, denn mit Haaren und Nägeln haben besonders die Frauen immer wieder Probleme. In solchen Fällen sollten Sie den fertigen Ackerschachtelhalmsaft aus dem Reformhaus bevorzugen.

Innere und äußere Blutungen werden durch Ackerschachtelhalmzubereitungen günstig beeinflußt. Früher wurden sie deshalb gerne bei Lungentuberkulose verordnet. Für solche Prozesse gibt es heute wirksamere Medikamente. Bei häufigem Nasenbluten oder Entzündungen im Mundraum haben Sie mit dem Zinnkrauttee aber immer noch ein probates Spül- oder Gurgelmittel zur Hand.

KAPITEL 27

Heilpflanzen im September

Die Schafgarbe ist ein großes Frauenmittel

Wie das nun eigentlich genau war mit dem griechischen Halbgott ACHILLES, weiß niemand mehr so recht. Er soll jedenfalls der *Achillea millefolium* – so die botanische Bezeichnung der Schafgarbe – ihren Namen gegeben haben. Der Überlieferung nach soll ACHILLES die blutenden Wunden seiner Soldaten mit der »tausendblättrigen« (lateinisch = *millefolium*) Arzneipflanze geschlossen haben. Dies ist ein erster Hinweis auf ihr Anwendungsgebiet: Die Schafgarbe, eine unserer häufigsten Wildpflanzen überhaupt, enthält blutstillende Substanzen. Größere und kleinere blutende Wunden, Nasenbluten, verstärkte Menstruationsblutungen – in all diesen Fällen kommt eine Zubereitung aus der Schafgarbe in Frage.

Das ausdauernde und genügsame Kraut finden Sie an Wegrändern, auf Äckern, trockenen Wiesen und auf Waldlichtungen. Die winzigen Blütenköpfchen sitzen ganz dicht in kleinen Körbchen beieinander. Von klarer weißer Farbe, aber auch zartrosa, bilden sie gemeinsam richtige kleine Blumensträuße. Gleich Vogelfedern stehen die unverkennbar beidseitig gefiederten Blätter zahlreich vom Stengel ab.

Schnuppern Sie einmal an der Schafgarbe! Sie verströmt einen ganz typischen würzig-aromatischen Duft, der sich ganz besonders intensiv entfaltet, wenn man ein Blättchen zwischen den Fingern zerreibt. Aber an dieser Stelle gleich ein Hinweis. Die Haut kann, wenn auch nur ganz selten, im Zusammenspiel von Schafgarbensaft und Sonnenlicht allergisch reagieren. Empfindliche Leute bekommen einen juckenden Ausschlag, Hautärzte kennen sogar das durch die Schafgarbe ausgelöste Beschwerdebild der »Wiesendermatitis«. Aber, wie gesagt, es handelt sich um eine äußerst seltene Angelegenheit.

Wenn Sie eine oder zwei kleine Blütchen aus der Dolde zupfen und neugierig zerkauen, bekommen Sie einen weiteren Hinweis auf die Heilkraft der Schafgarbe. Alle Teile des Krautes, insbesondere aber die Blüten, schmecken deutlich bitter. Pharmakologisch rechnet man die Schafgarbe zu den sogenannten Amara, den Bittermitteln. Diese Substanzen regen die Magendrüsen an, fördern das Verdauungssekret und wirken Blähungen entgegen. In einigen Gegenden Österreichs nennt man die Schafgarbe noch heute »Bauchwehkraut«. Wenn Ihnen also mal im wahrsten Sinne des Wortes etwas den Appetit verschlagen hat, sollten Sie sich einen Schafgarbentee zubereiten.

Nehmen Sie einen Eßlöffel des getrockneten und zerschnittenen Krautes, übergießen Sie die Droge mit einem Viertelliter kochendem Wasser, lassen Sie den Aufguß fünf Minuten lang ziehen (wegen der empfindlichen ätherischen Öle bitte nicht länger!). Nach dem Abseihen mit einem Teelöffel Honig süßen; diese Zubereitung kann man dreimal täglich trinken.

Die Schafgarbe ist ein großes Frauenmittel

Wenn Sie sich für die Hausapotheke einen Vorrat zulegen wollen, sammeln Sie lediglich die unverholzten, etwa dreißig Zentimeter langen Zweigspitzen oder ausschließlich die Blütenköpfchen. Achten Sie bitte darauf, daß die Blüten beim Trocknen (bis höchstens 35 Grad!) nicht braun werden! Vor Licht und Feuchtigkeit schützt man die Pflanzenarznei in gut verschließbaren, dunklen Gefäßen.

Nun haben Sie schon viele gute Seiten der Schafgarbe kennengelernt. In der Hauptsache gilt das Kraut aber als Frauenmittel. Diese Tatsache ist auf ihre besonderen Wirksubstanzen zurückzuführen. Dazu gehören zum einen der Bitterstoff *Achillein*, zum anderen verschiedene ätherische Öle. Eines, von strahlend blauer Farbe (*Azulen*), ist auch in der Kamille zu finden. In dieser Verbindung vermögen die Inhaltsstoffe der Schafgarbe, verkrampfte Organe und Muskulatur gleichzeitig zu entspannen und zu kräftigen. Dies ist insbesondere bei den kolikartigen Unterleibsschmerzen, über die nahezu zwanzig Prozent aller Frauen vor oder bei Beginn der Menstruation klagen, von großem Nutzen.

Auf jeden Fall sollte man bei ungeklärten gynäkologischen Problemen zunächst einen Frauenarzt aufsuchen. Aber vielfach wird auch der Doktor die Ursache der Beschwerden nicht auf organische Erkrankungen zurückführen. Denn Schmerzen vor Beginn der Menstruation, aber auch schmerzhafte Regelblutungen können schon allein durch eine Fehlsteuerung des vegetativen Nervensystems ausgelöst werden. Seelische Belastungen wie Angst oder Streßzustände verschiedenster Art können diese funktionellen Störungen er-

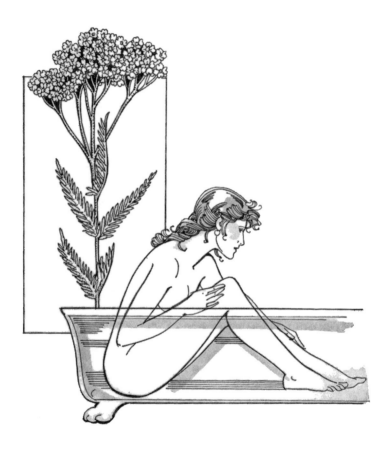

Als Heiltee tut die Schafgarbe ebenso gute Dienste wie als Badezusatz. Die Arznei war schon den alten Griechen bekannt.

heblich verstärken. Treffenderweise spricht man bei solchen Zuständen auch von einer »vegetativen Dystonie des kleinen Beckens«.

Wenn Sie derlei Beschwerden zu deuten wissen, sollten Sie bei den ersten Anzeichen der Unpäßlichkeit nicht nur einen Schafgarbentee trinken, sondern auch ein Schafgarbensitzbad nehmen. Lassen Sie soviel warmes Wasser von 38 bis 39 Grad in die Wanne ein, daß es gerade bis zum Bauchnabel reicht. Dann geben Sie Schafgarbenextrakt hinzu. Bequem ist ein Fertigpräparat aus der Apotheke, aber Sie können auch selbst einen Aufguß herstellen: Eine Handvoll getrocknetes Kraut auf einen Liter kochendes Wasser, fünf bis zehn Minuten ziehen lassen, abseihen und dem Badewasser zugeben. Baden Sie etwa zwanzig Minuten und ruhen Sie ebensolange nach. Sehr häufig lassen sich die funktionellen Regelstörungen auf diese Weise kupieren.

Durch ihre besonderen Eigenschaften übt eine mehrwöchige Kur mit Schafgarbentee sowohl bei unregelmäßigen, starken Monatsblutungen eine blutstillende Wirkung als auch bei zu schwachen Blutungen eine blutfördernde Wirkung aus. Dieser scheinbare Gegensatz erklärt sich daraus, daß durch eine Schafgarbenkur die Durchblutung der gesamten Unterleibsorgane normalisiert und reguliert wird.

Schließlich sind Zubereitungen der Schafgarbe auch als Gurgelwasser sowie für Umschläge und Waschungen bei Hautausschlägen nützlich. Kein Wunder, daß die Schafgarbe bei der Herstellung von vielen Fertigarzneimitteln Verwendung findet.

Augentrost: Balsam für die Augen

Frei heraus nennt das fröhliche weiß-violette Arzneikraut mit seinem Namen auch gleich seine guten Eigenschaften: Augentrost. Man findet den sogenannten Rachenblütler an Waldrändern, trockenen Ufern, sonnigen Hängen, auf Wiesen und Weiden. Gerade hier wird er vom Bauern allerdings nicht gern gesehen. Denn der Augentrost ist ein Halbschmarotzer. Von Natur aus für den eigenen Stoffwechsel zu faul, streckt er seine Ausleger nach anderen Pflanzen aus, die in seiner Nachbarschaft stehen. Vor allem zapft er gerne die Wurzeln von Gräsern an, um ihnen fertige Nährlösung zu entziehen. Indirekt bringt er das Weidevieh damit um vollwertiges Futter, und er wird deshalb im Volksmund auch als Milchdieb oder Weidedieb, sogar als Wiesenwolf bezeichnet.

Gleichsam als sollten diese wenig ehrenwerten Namen wieder gutgemacht werden, bedeutet die Übersetzung der botanischen Kennzeichnung *Euphrasia* soviel wie Frohsinn und Fröhlichkeit. An den weißlichen, violett gestreiften Blütchen, die sich auf kaum zwanzig bis dreißig Zentimeter hohen, viereckigen Stengeln aus der Wiese recken, können Sie in doppelter Hinsicht Ihre Freude haben: zum einen beim bloßen Anschauen, zum anderen bei allerlei Augenleiden und -beschwerden.

Möglicherweise hat sich die Volksheilkunde bei diesen Anwendungen zunächst nach der Signaturenlehre gerichtet. Danach wird jedes Kraut nach seiner Ähnlichkeit mit bestimmten Organen gegen die jeweiligen Organerkrankungen verordnet. Das Leberblümchen etwa, weil es einem Leberlappen gleicht, gegen Lebererkrankungen. Die Blüte des Augentrosts ähnelt mit ein wenig Phantasie einem fröhlich zwinkernden Äugelein, denn zwischen »Oberlid« und »Unterlid« und den violetten »Wimpern« prangt auch noch eine goldgelbe »Pupille«; botanisch sagt man beim Rachenblütler: ein gelber Schlundfleck.

Unsere Augen müssen als Doppelorgane tagsüber ganz Erstaunliches leisten. Mit insgesamt zwölf äußeren Augenmuskeln werden sie von früh bis spät in Bewegung gehalten, ohne daß wir auch nur einen Gedanken daran verschwenden. Aber ist es ein Wunder, wenn die Augen am Abend müde sind, vielleicht sogar brennen oder aber auch – vor Erschöpfung – zufallen wollen? Wenn Sie sich rasch frische verschaffen und das lästige »Sandkorngefühl« loswerden wollen, tun Sie bitte zweierlei: Brühen Sie sich einen Augentrosttee auf und legen Sie sich für eine Viertelstunde eine Augentrostkompresse auf die Augen. Sie werden sich wundern, wie rasch Ihnen das fröhliche Arzneikraut zu helfen vermag!

In und um unsere Wälder und Wiesen gedeiht eine ganze Anzahl unterschiedlicher Arten des Augentrosts. Am heilkräftigsten ist wohl der sogenannte Steife Augentrost (*Euphrasia stricta*); aber Sie können unbedenklich auch alle anderen Arten sammeln, sie enthalten im wesentlichen die gleichen heilkräftigen Substanzen. Obwohl der Augentrost pharmakologisch noch nicht sonderlich erforscht wurde, kennt man die wichtigsten Wirksubstanzen: Es sind unter anderen Bitterstoffe, Gerbstoffe, ätherische Öle, Harze und das *Glykosid Aucubin*.

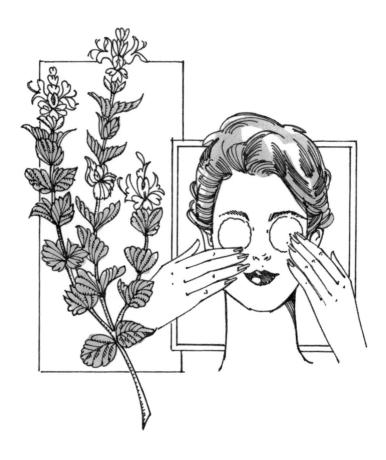

Schon der Name »Augentrost« verrät, in welchem Bereich der Naturheilkunde das lustig anzusehende Kraut verwendet wird.

Ernten Sie während der Blüte im Spätsommer und im Herbst. Schneiden Sie die ganze Pflanze über dem Boden ab (bitte nicht mit der Wurzel ausreißen!), hängen Sie sie zum Trocknen gebündelt an einer Schnur auf. Der Heilpflanzenvorrat wird in fest verschließbaren Behältern aufbewahrt.

Einen Augentrosttee stellen Sie aus einem Teelöffel der getrockneten und zerkleinerten Droge pro Tasse Wasser her; mit siedendem Wasser aufgießen, zehn Minuten ziehen lassen, abseihen, fertig. Mit Honig gesüßt, trinkt man bei Beschwerden zwei bis drei Tassen Tee, der wird am besten immer frisch zubereitet. Eine kurmäßige Anwendung empfiehlt sich bei Augenentzündungen, verklebten und entzündeten Augenlidern, Bindehautkatarrhen, Gerstenkorn, Lichtscheu und tränenden Augen, etwa bei lästigem Fließ- und Heuschnupfen.

Jeweils frisch zubereiten müssen Sie unbedingt den Augentrostabsud für Kompressen und Spülungen. Hilfreich ist eine kleine gläserne Augenbadewanne, die ganz preiswert in der Apotheke zu haben ist. Sie faßt nur einige Eßlöffel des Augentrosttees. Geben Sie zum Augenbad pro Tasse Tee eine winzige Prise Kochsalz; damit gleichen Sie die Zubereitung der salzigen Tränenflüssigkeit an, was bei der Spülung als angenehm empfunden wird.

In manchen Hausbüchern werden Sie noch den Hinweis auf Borwasser finden, auch im Zusammenhang mit Augentrostzubereitungen. Bitte, lassen Sie die Finger davon! Denn das Bundesgesundheitsamt hat erst jüngst festgestellt, daß Borwasser – früher das beliebteste Augenbad – gefährlich ist. Denn Borsäure enthält Gifte, die über die Schleimhaut ins Blut geleitet werden und zu inneren Entzündungen führen können.

Beim Gerstenkorn handelt es sich um eine schmerzhafte örtliche Infektion des Augenlides, die meist durch Reiben noch verschlimmert wird. Auflagen mit Augentrostzubereitungen helfen sehr gut, da sie entzündungshemmend und schmerzlindernd wirken. Legen Sie am besten vor dem Zubettgehen eine feuchtwarme Kompresse auf und binden Sie sie fest, damit sie nicht verrutscht. Die Kompresse belassen Sie auf dem Auge, bis sie eingetrocknet ist. Sollten Sie in der Zwischenzeit einschlafen, ist das auch nicht schlimm. Bei immer wiederkehrenden Gerstenkörnern ist es ratsam, einen Arzt aufzusuchen. Denn die Entzündung tritt häufig auch bei der Zuckerkrankheit, die vielleicht als solche noch nicht erkannt wurde, auf. Unter diesem Aspekt sollte man sich dann vielleicht einmal untersuchen lassen.

Unter den Fertigarzneimitteln in der Apotheke finden wir zahlreiche Augentrostpräparate, auch homöopathische Zubereitungen, die meist in der Urtinktur zur Einnahme verordnet werden. Aber es gibt auch »Euphrasia Extern«, eine Tinktur zur äußerlichen Anwendung. Für Augenbäder und Umschläge gibt man zehn bis dreißig Tropfen auf eine Tasse abgekochtes Wasser.

Kletten: gesund für Haut und Haare

Diesmal müßten Sie schon einen Spaten schultern, um zu einem Vorrat für Ihre Kräuterhausapotheke zu kommen. Denn von den Klettenarten, um die es diesmal geht, werden in der Hauptsache die spindelförmigen Wurzeln zu Arzneitee und anderen Zubereitungen benötigt. Manchmal muß man ganz schön tief graben, um die Wurzelernte einzubringen. Schneiden Sie die braunen Wurzeln der zweijährigen Pflanzen (die Blüte erscheint erst im zweiten Jahr, aber ältere Pflanzen sind bereits wieder holzig) in zwei bis drei Zentimeter lange Stücke. Spätestens dabei werden Sie feststellen, daß Klettenwurzeln innen weiß sind. Trocknen Sie die Droge schonend, am besten im Schatten an der Luft, und füllen Sie sie in gut verschließbare dunkle Gefäße.

Natürlich können Sie es auch viel leichter haben. Sie brauchen ja nur zu Ihrem Apotheker zu gehen. Wenn er keine Klettenwurzeln vorrätig hat, kann er sie doch schnellstens besorgen. Hundert Gramm kosten zwischen vier und fünf Mark. Mit dieser Teetüte können Sie schon eine ganze Menge anfangen, zum Beispiel eine Blutreinigungskur beginnen, die sich auf den Organismus im Spätsommer und Herbst sehr vorteilhaft auswirkt.

Bei chronischen rheumatischen Beschwerden oder alten trockenen und schuppigen Hautleiden – zwei Krankheitszustände, die sich meist in der feuchten Herbstzeit noch verschlimmern – ist solch eine Teekur besonders angebracht. Wegen seiner Gerbstoffe schmeckt der Klettenwurzeltee etwas bitter; aber Sie dürfen ohne weiteres mit einem Teelöffel Honig süßen. Besser noch: Sie mischen die Wurzeldroge mit gleichen Teilen Süßholz, dessen Inhaltsstoffe nicht nur für eine geschmackliche Verbesserung sorgen, sondern auch zusätzlich noch zur Entgiftung beitragen.

Von allen Wurzeldrogen, wenn sie nicht gerade in frischem Zustand Verwendung finden, bereitet man wegen der schweren Löslichkeit der Wirksubstanzen einen Kaltauszug. Der Fachmann nennt diesen Vorgang »mazerieren«. Nehmen Sie bitte einen Teelöffel der zerkleinerten Droge und setzen Sie sie mit einem viertel Liter kaltem Wasser an; lassen Sie den Aufguß mindestens fünf Stunden ziehen. Dann wird der Kaltauszug noch einmal kurz aufgekocht. Zur gründlichen Blutreinigung und Entschlackung sollten Sie vierzehn Tage lang morgens nüchtern und abends vor dem Schlafengehen je eine Tasse Klettenwurzeltee trinken.

Draußen in der Natur findet man drei Klettenarten: Die Große und die Kleine Klette sowie die Filzklette (botanisch: *Arctium tomentosum*). Die große Gattung (*Arctium lappa*) kann gut und gerne bis zu zwei Meter hoch werden; die kleinere Art (botanisch: *Arctium minus*) und die Filzklette erreichen dagegen nur eine Höhe von etwa einem halben Meter. Alle drei Arten sind von gleichem arzneilichem Wert, so daß man beim Sammeln der Wurzeln keine Auswahl treffen muß.

Jedes Kind kennt die Klettenarten, denn ihre dunkel violett-roten Blüten (Blütezeit: Juli bis September) und Früchte sind von dichten Reihen charakteristischer, hakig gebogener Hüllblätter umgeben.

Durch diese Widerhaken eignen sich die kugeligen Kletten hervorragend als Wurfgeschosse, die – für Kinder ein Spaß – ganz ausgezeichnet an Kleidungsstücken und – für den »Betroffenen« weniger spaßig – in den Haaren hängenbleiben. Der Volksmund nennt die Klette treffenderweise auch »Haarballe«. Dafür zwar nicht vorgesehen, hat die Natur die Klette doch aus einem vernünftigen Grund mit solchen Haken versehen; sie erleichtern die Verbreitung der Samen, da sie ja auch an jedem Tier hängenbleiben.

Kletten sind anspruchslos, wachsen gern an Wegen und Heckenrändern, an Zäunen und auf Wiesen. Seltener wird die Arzneipflanze kultiviert; doch beispielsweise in Belgien wird sie auch heute noch in größerem Umfang angebaut, und zwar als Zweitfrucht im Kartoffelfeld, wenn dieses abgeerntet ist.

Die Wurzelstöcke der Klette enthalten ein ätherisches Öl; der Apotheker nennt es *Oleum Bardanae e radice*. Dieses Öl hat eine galletreibende Wirkung und regt den Stoffwechsel an; es lindert zudem auch Hautausschläge und Flechten. Die hautwirksamen und durchblutungsfördernden Bestandteile sind der Grund dafür, daß man den Wurzeln der Klette haarwuchsfördernde Eigenschaften zuschreibt. Klettenwurzelöl gegen Schuppen und Haarausfall ist wohl eine der bekanntesten Arzneizubereitungen aus der Klette. Das Mittel gibt es selbstverständlich fertig in der Apotheke zu kaufen. Doch man kann es auch durchaus selbst herstellen. So wird es gemacht: Drei Handvoll frischer Klettenwurzeln werden kleingeschnitten, in ein Einmachglas gegeben und mit einem halben Liter Olivenöl übergossen; der Aufguß soll

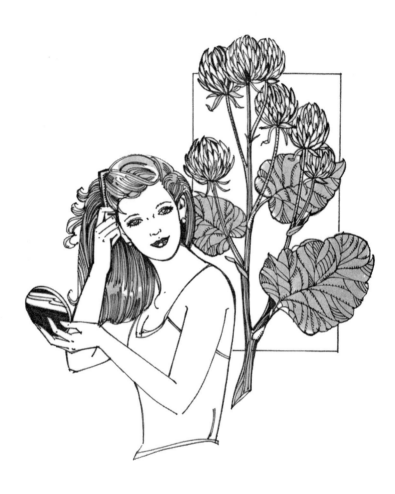

Klettenwurzelöl bekämpft die lästigen Schuppen, stoppt den Haarausfall und sorgt für bessere Durchblutung der Kopfhaut.

einen guten Monat an einem sonnigen Platz ziehen, wird dann im Wasserbad erhitzt, durch ein Tuch ausgepreßt und abgefüllt. Als Einreibemittel gegen schuppige Kopfhaut ist auch schon eine Abkochung der Klettenwurzeln nützlich (fünfzig Gramm auf einen Liter Wasser). Diese Lösung ist ebensogut für Waschungen gegen Hautausschläge und rheumatische Beschwerden geeignet. Pfarrer KNEIPP hat herausgefunden, daß das Haarpflegemittel noch wirksamer wird, wenn man gleiche Teile Brennesselblätter und Essig hinzugibt.

Klettensalbe wird in der Volksmedizin als Mittel gegen Verbrennungen und Verbrühungen gerühmt. Das Rezept: Zwei Handvoll frischer Blüten und Wurzeln werden kleingeschnitten und mit Butter verknetet. Da Butter leicht ranzig wird, eignet sich solch eine Salbe natürlich nur für den sofortigen Verbrauch. Man verwendet auch die zerstoßenen frischen Blätter, die eine keimtötende Wirkung besitzen, für Umschläge bei Brandwunden und schlecht heilenden Geschwüren.

In schlechten Zeiten hat man die Stiele der Kletten vor dem Blühen gesammelt, geschält und gekocht und mit etwas Fett wie Schwarzwurzeln zubereitet und gegessen. Dies ist ganz gewiß ein außerordentlich gesundes Gemüse, kalorienarm, aber von hohem Nährwert. Versuchen Sie es doch einmal!

Die Hagebutte ist eine wahre Vitamin-C-Bombe

Bevor Sie sich erkälten: Stellen Sie bei Grippewetter jeden Morgen ein Glas mit Hagebuttenkonfitüre auf den Frühstückstisch! Bereits ein einziger Teelöffel dieses schmackhaften Brotaufstrichs enthält ungefähr hundert Milligramm Vitamin C. Mit dieser Menge kann ein Erwachsener seinen gesamten Tagesbedarf an Vitamin C decken und sich so weitgehend vor Erkältungskrankheiten schützen.

Wenn es Sie bereits erwischt hat oder etwa der Nachwuchs über Abgeschlagenheit und Mattigkeit klagt: Überprüfen Sie mit dem Fieberthermometer die Körpertemperatur (bei leichteren Erkältungskrankheiten mag sie auf 37,5 bis 38 Grad ansteigen) und trinken Sie reichlich Hagebuttentee! So stellen Sie den abwehrsteigernden Gesundheitstrunk her: Übergießen Sie zwei Teelöffel zerkleinerter Hagebuttenschalen (etwa fünfzehn Gramm) mit einer Tasse Wasser, erhitzen Sie den Aufguß bis zum Sieden und lassen Sie ihn noch knapp zehn Minuten kochen; mit ein bis zwei Teelöffeln Honig süßen und mindestens dreimal täglich eine Tasse voll trinken!

Es ist erwiesen, daß der Organismus bei solchen Erkältungskrankheiten riesige Mengen von Vitamin C benötigt. Andererseits hat man noch nie eine schädliche Nebenwirkung feststellen können; denn jedes »Zuviel« wird von den Nieren problemlos wieder ausgeschieden. Das gilt sowohl für Vitamin C in Tablettenform als auch für den Vitamin-C-Gehalt der Hagebutten. In frischen Hagebuttenschalen werden pro

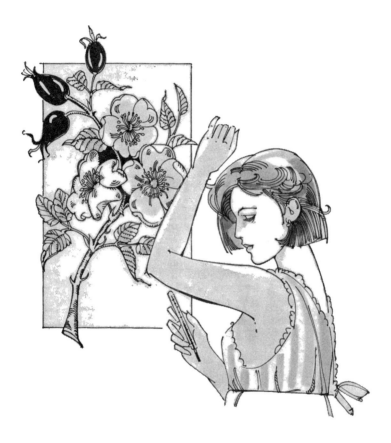

Hagebuttentee, aber auch Konfitüre aus den Früchten der Heckenrose schützen in Grippezeiten vor Erkältungskrankheiten.

hundert Gramm im Durchschnitt mehr als ein Gramm Vitamin C nachgewiesen (je nach Standort und Düngung sogar bis 2,9 Gramm!). Das ist zwanzigmal soviel wie beispielsweise in Apfelsinen oder Zitronen enthalten ist. Allerdings wirken Hagebutten leicht abführend. Deshalb sollte man größere Mengen nicht unbedingt roh verzehren.

Wildrosen, aus denen der Züchter durch Veredelung den vornehmsten Blumenschmuck unserer Ziergärten entwickelt, gibt es in unseren Breiten in einer Anzahl verschiedener Sorten; die Hecken- oder Hundsrose (botanisch: *Rosa canina*) kommt jedoch am häufigsten vor. Im übrigen können Sie im Hinblick auf die Hagebuttenernte nichts falsch machen: Die Früchte aller Sorten haben den gleichen medizinischen Wert. Heckenrosen können bis zu drei oder gar vier Meter hoch werden. Ihre biegsamen Zweige sind mit zahlreichen Stacheln bewehrt, so daß es kaum möglich wird, in ein Wildrosengebüsch einzudringen. Das typische Grün besteht aus fünf bis sieben eiförmigen Teilblättchen mit feingezähnten Rändern. Die schwachduftenden weißen und rosa Blüten erscheinen im Juni und Juli. Dann erst bilden sich die süß-säuerlich schmeckenden Hagebutten. Wir sammeln sie zur Reifezeit, von September bis in den November hinein, wenn sie vollständig tiefrot ausgefärbt sind. Wenn Hagebutten jedoch den ersten Frost abbekommen haben, werden sie mehlig, und ihr hoher Vitamin-C-Gehalt verliert sich.

Die Blüten der Heckenrose haben keinen medizinischen Wert; dennoch fanden und finden sie seit je Verwendung. Bereits im alten Rom wurden Wildrosenblüten in großen Mengen gesammelt, bei Festlichkeiten auf Tische und Böden gestreut; man verwendete sie auch als Badezusatz, um das Wasser zu parfümieren. Duftendes Rosenwasser wird heute noch hergestellt, auch starkes Rosenöl, aber mehr oder weniger zu kosmetischen Zwecken verwendet. In der Volksheilkunde empfiehlt man zwar zerquetschte Rosenblätter oder Rosenwasser zur Behandlung von krankem Zahnfleisch; aber dafür gibt es sicherlich wirksamere Heilpflanzen, etwa den Salbei oder die Kamille.

Für die Hausapotheke sammeln Sie bitte lediglich reife und gesunde Hagebutten. Wenn ihre Schalen kleine schwarze Flecken oder dunkle Runzeln aufweisen, mag die schädliche Hagebuttenfliege am Werk gewesen sein – solche Früchte sind für uns wertlos. In der Pflanzenheilkunde findet auch der Samen der Hagebutte Verwendung; aber gebräuchlicher ist es, lediglich die Fruchtschalen zu trocknen, denn bekanntlich sind die harten Kerne (auch Nüßchen genannt) in feinste Borstenhaare eingebettet, die sich bei Kindern als »Juckpulver« großer Beliebtheit erfreuen. Man kratzt also die Kerne aus, schneidet die Fruchtschalen klein und trocknet sie im Backofen oder, auf einer sauberen Unterlage ausgebreitet, an einem warmen schattigen Platz. Zur Aufbewahrung lagert man die Droge in luftdichten Behältern. Denken Sie bitte daran, den Vorrat im nächsten Jahr zu erneuern; denn spätestens dann haben die getrockneten Hagebuttenschalen ihre wertvollen Inhaltsstoffe, allen voran das Vitamin C, eingebüßt.

Haltbarer sind die Hagebuttenvitamine (neben Vitamin C geringe Mengen an *Karotin* und Vitamin K) auf jeden Fall in kalt angerührter Konfitüre, die während des Winters eine wirkliche Kostbarkeit darstellt.

So stellen Sie den Brotaufstrich her: Kratzen Sie aus etwa 500 Gramm Hagebutten die Kerne heraus, waschen Sie die Fruchtschalen und schneiden Sie sie klein. Füllen Sie die Hagebutten in ein Einmachglas, geben Sie einen Schuß Rum oder Weinbrand hinzu und lassen Sie das Ganze vierundzwanzig Stunden lang ziehen. Der Alkohol weicht die harten Hülsen nicht nur auf, sondern verbessert auch den Geschmack der Konfitüre. Diese Zubereitung wird unter Beigabe eines gleichen Teils Zucker mit dem Mixgerät zu Mus verarbeitet. Die Masse wird in Marmeladengläser aufgeteilt, luftdicht verschlossen und an einem kühlen Platz aufbewahrt.

KAPITEL 28

Heilpflanzen im Oktober

Die Bärentraube hilft der kranken Blase

Ganz sicher ist Ihnen bei einem Gang durch die Natur die Bärentraube schon einmal aufgefallen, obwohl sie sich sehr bescheiden auf den Waldboden duckt. Der immergrüne Zwergstrauch – botanisch rechnet man ihn zu den Heidekrautgewächsen – trägt von April bis Juli rosa Blütenglöckchen. Die Früchte, kleine Kugelbeeren, werden knallrot. Die Bärentraube ähnelt der bekannteren Preiselbeere. Bevor man die Pflanzenarznei zum ersten Mal sammelt, sollte deshalb eine Verwechslung ausgeschlossen werden.

Beste Erntezeit ist der Herbst, weil der Gehalt an arzneilichen Wirkstoffen in dieser Zeit besonders hoch ist. Sie sollten die Pflanze jedoch nicht mit der Wurzel aus dem Boden reißen, sondern lediglich die lederartigen, brüchigen Blätter der Bärentraube abstreifen. Diese enthalten nämlich hauptsächlich die wertvollen Substanzen, die wir uns im Krankheitsfalle zunutze machen können.

Das Sammelgut wird vorsichtig und schnell – am besten bei Temperaturen zwischen 40 und 60 Grad – getrocknet (die Blätter sollen ihre grüne Farbe behalten!) und in luft- und lichtdichten Gefäßen gut verschlossen aufbewahrt. Wechseln Sie bitte bei der neuen Ernte im nächsten Jahr den gesamten Inhalt aus! Denn spätestens nach einem Jahr haben sich die wirksamen Substanzen der Bärentraubenblätter verflüchtigt.

In der Apotheke gibt es kaum einen fertigen Blasentee, der nicht die Blätter der Bärentraube enthält! Akute Blasenentzündungen, wie man sie sich in der kalten Jahreszeit nur allzuleicht zuzieht, sind denn auch das wichtigste Anwendungsgebiet für die Bärentraube (die mit dem lateinischen Namen *Uva ursi* bezeichnet wird).

Der Volksmund sagt, man habe sich die Blase verkühlt. Und genau das ist auch der Fall, wenn man ständig auf die Toilette laufen muß, so daß die Sache besonders für berufstätige Frauen schon lästig und unangenehm wird. Infolge von »Kühle« wurde der Unterleib schlecht durchblutet; krankmachende Bakterien, mit denen die körpereigenen Abwehrkräfte unter normalen Umständen leicht fertig werden, haben dann leichtes Spiel.

Ein akuter Blasenkatarrh ist keine schwere Erkrankung. Aber Sie sollten sie unbedingt auskurieren. Denn wenn die Entzündung verschleppt wird, können die Krankheitserreger bis in die Niere vordringen, und mit solchen Infekten ist nicht mehr zu spaßen. Während der ärztlichen Behandlung einer Nierenerkrankung kann man neben den verordneten Medikamenten ohne weiteres zur Unterstützung Bärentraubenblättertee trinken!

Andererseits ist es bei einer akuten Blasenentzündung auch nicht unbedingt richtig, gleich zu den

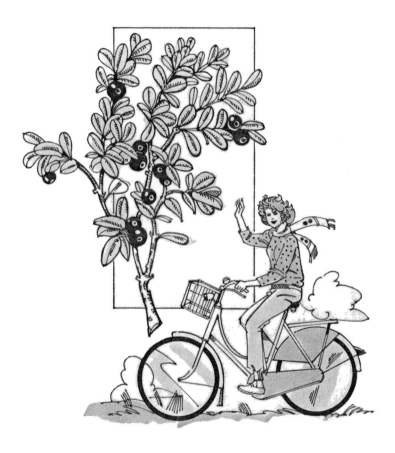

Bei kühlem Wetter muß man auf dem Fahrrad für warme Kleidung sorgen – sonst zieht man sich leicht eine Blasenerkältung zu.

schweren Geschützen, den chemischen Bakterienkillern wie Antibiotika oder Penizillin zu greifen. Denn inzwischen weiß man, daß Bakterien gegen diese Stoffe auch unempfindlich werden können. Einer solchen sogenannten Resistenz ist dann nur noch schwer beizukommen. Der größte Nachteil: Im Falle einer bedrohlichen Erkrankung wirken die Mittel dann nicht mehr. Man darf eine leichte Blasenentzündung also durchaus selbst behandeln, sollte aber konsequent einen Arzt aufsuchen, wenn die Beschwerden nach wenigen Tagen nicht nachlassen.

Brennen beim Wasserlassen, ziehende Schmerzen im Unterleib, häufiger Harndrang, manchmal auch leicht erhöhte Körpertemperaturen sind die ersten Anzeichen des Blasenkatarrhs. Jetzt ist der Bärentraubenblättertee ein echter Nothelfer; denn seine Inhaltsstoffe, vorweg das sogenannte *Arbutin*, spalten im Harn keimtötende Substanzen ab. Interessant ist die Tatsache, daß diese antibakteriellen Stoffe nicht im sauren Milieu freigesetzt werden. Essen Sie deshalb während einer Teekur möglichst viel Salate und Milchprodukte; verzichten Sie auf Fleisch und Wurstwaren. Auf diese Weise erreicht man eine Alkalisierung des Harns.

Bärentraubenblätter enthalten allerdings auch große Mengen Gerbsäure (früher hat man die Pflanze deshalb sogar zum Gerben von Häuten verwendet), die bei empfindlichem Magen Beschwerden hervorrufen können. Wenn Sie es richtig machen, läßt sich diese unerwünschte Nebenwirkung ausschalten: Übergießen Sie einen Teelöffel der getrockneten Blätter mit einer Tasse kaltem Wasser und lassen Sie den

Die Bärentraube hilft der kranken Blase

Aufguß über Nacht ziehen. Bei dieser Zubereitungsform werden zwar die heilenden Substanzen, kaum aber Gerbstoffe freigegeben. Nach acht bis zwölf Stunden seiht man den Tee ab, wärmt ihn auf und trinkt zwei bis drei Tassen täglich. Wem der Tee zu bitter schmeckt, der darf ohne weiteres neutralisierende Pfefferminzblätter hinzugeben.

Nach Genuß von Bärentraubenblättertee nimmt der Urin manchmal eine olivdunkle Farbe an. Dies ist eine harmlose Erscheinung. Es ist aber gut, wenn man darüber Bescheid weiß, damit man nicht gleich in Panik gerät. Die Verfärbung hängt mit einer chemischen Reaktion auf die Bakterien zusammen. Bessert sich der Krankheitszustand, wird der Urin wieder klar. Für den Patienten ist dies ein gutes Zeichen, daß der Tee geholfen hat.

Denken Sie, wenn Sie rasch wieder gesund werden wollen, auch daran: Ruhe und Wärme beschleunigen die Besserung aller Harnwegsentzündungen. Achten Sie vor allem immer auf warme Füße! Durchnässung, Radfahren und anstrengende Wanderungen sind zu vermeiden. Ein heißes Sitzbad am Abend mobilisiert die körpereigenen Abwehrkräfte. Anschließend sollten Sie aber unbedingt eine Zeitlang nachruhen oder gleich zu Bett gehen!

Weit verbreitet ist die Meinung, daß man bei einer Blasenentzündung über den normalen Durst hinaus viel trinken soll, um die Harnwege gut durchzuspülen. Dies trifft nur für eine chronische Erkrankung zu. Bei einem akuten Katarrh wird die Blase dadurch zusätzlich gereizt. Mehr als drei Tassen Bärentraubenblättertee täglich sind deshalb nicht anzuraten.

Der Baldrian ist Labsal für die Nerven

Zu den bekanntesten und nachgewiesen wirksamsten Pflanzenarzneien gehört der wildwachsende Baldrian. Baldrianpräparate gibt es in vielfältiger Form in der Apotheke: vor allem als Tinktur, aber auch als Tabletten, Perlen, Kapseln, als ätherische Tropfen, Dragees, Zäpfchen, sogar als Medizinalwein, vor allem als getrocknete Droge, aus der man sich bei Befindensstörungen einen Heiltee zubereiten kann. Wenn Sie Ihren Bedarf an Baldrian aus der Natur decken wollen, müssen Sie den Herbst nutzen. Denn erst nach der Blüte, in der Zeit der Wachstumsruhe, haben Wurzelstock und Wurzeln des Baldrians so ausreichend Wirkstoffe gespeichert, daß sich die Ernte lohnt.

Damit ist schon gesagt, worauf es uns ankommt. Alles, was über der Erde wächst – das bis zu eineinhalb Meter hohe Kraut mit runden, hohlen Stengeln, gefiederten Blättern und zahlreichen rosaweißlichen Blütendolden –, eignet sich allenfalls für einen bunten Feldblumenstrauß. Als Heilmittel kommen dagegen nur die unterirdischen Teile, nämlich der kurze, fingerdicke Wurzelstock mit seinen zahlreichen bräunlichen, kriechenden, fast geruchlosen Wurzeln in Frage.

Am vernünftigsten ist es also, zunächst den Standort des Baldrians auszumachen (Waldränder, feuchte Wiesen, Ufergebüsch), um sich dann – zur Ernte – mit Grabgabel und einem scharfen Messer zu bewaffnen. Reinigen Sie Wurzelstock und Wurzeln vom Erdreich; die feinen Wurzelfasern entfernt man am besten mit einem Eisenkamm. Waschen Sie die Pflanzenteile nun unter fließendem Wasser kurz ab. Besonders dicke Wurzelstöcke werden der Länge nach durchgeschnitten. Dann bündelt man die Ausbeute und hängt sie an der frischen Luft zum Trocknen auf. Erst beim Trocknungsprozeß entsteht der typische Geruch durch das Freiwerden der Baldriansäure. Katzen benehmen sich rein närrisch, wenn sie diesen charakteristischen Duft wahrnehmen. Nicht umsonst wird der Baldrian volkstümlich auch als »Katzenkraut« bezeichnet. Aber man nannte ihn ebenso »Hexenkraut«, weil er im Mittelalter als geheimes Zaubermittel galt, um sich vor Hexen und bösen Geistern zu schützen. Selbst bei der Bekämpfung der Pest, nach landläufiger Meinung einer vom Teufel geschickten Seuche, hat der Baldrian eine Rolle gespielt.

Haben Sie sich schon mal über Stunden ruhelos im Bett herumgewälzt? Solchen Einschlaf- oder Durchschlafstörungen liegen vielfach nervöse Ursachen zugrunde, innere Unruhe beispielsweise infolge geistiger Erschöpfung oder aber auch übergroßer Erregung. Schäfchenzählen hilft da wenig. Aber wenn Sie in einer solchen Situation eine Tasse Baldriantee trinken, sind Sie fein raus. Die Inhaltsstoffe des Baldrians wirken wohltuend ausgleichend und lassen ängstliche Unruhezustände rasch verschwinden.

Allerdings geben die harten Teile von Arzneipflanzen wie Rinden und Wurzeln ihre Wirkstoffe nicht so leicht frei. Die sicherste Zubereitungsform ist deshalb ein Kaltauszug. Das heißt: Man nimmt zwei Teelöffel der kleingeschnittenen, getrockneten Baldrianwurzeln, übergießt sie mit einer Tasse kaltem Wasser und läßt sie acht bis zehn Stunden lang ziehen. Möchten

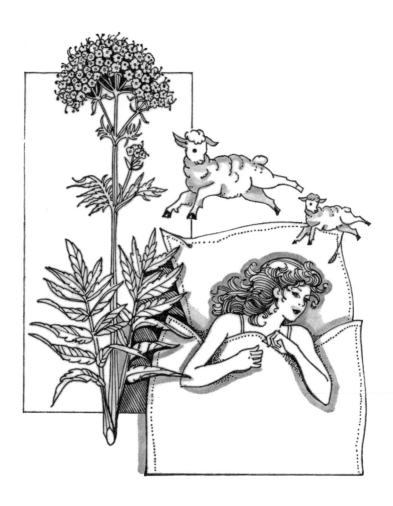

Wenn Schäfchenzählen den heißersehnten Schlaf nicht bringt, sollte man es einmal mit einer Tasse Baldriantee versuchen.

Sie einen Schlaftee zubereiten, setzen Sie die Wurzeln also am besten bereits morgens für den kommenden Abend an. Soll der Tee dagegen in der Früh getrunken werden, um alltäglichen nervösen Störungen zu begegnen, setzt man ihn am Abend an. Baldriantee soll kalt getrunken werden, damit sich die empfindlichen Wirkstoffe während des Erwärmens nicht verflüchtigen. Wie überall gibt es keine Regel ohne Ausnahme: Wenn es einmal schnell gehen soll, dürfen Sie die Droge ohne weiteres kurz aufkochen lassen, um somit doch einen immerhin brauchbaren Beruhigungstee zu erhalten.

Obwohl zu Zeiten dem Baldrian jeglicher Nutzen abgesprochen wurde, ist seine Wirksamkeit heute dank moderner Pflanzenforschung wissenschaftlich gesichert. Aus der unscheinbaren Heilpflanze wurden inzwischen rund sechzig verschiedene Substanzen herausgefiltert! In letzter Zeit kam der Baldrian allerdings ins Gerede: Vom Bundesgesundheitsamt in Berlin wurde sogar verbreitet, die alte Arzneipflanze könne möglicherweise Krebs auslösen. Verdächtigt werden die sogenannten *Valepotriate*, die allerdings nicht in dem bei uns wachsenden europäischen Baldrian enthalten sind. Nachgewiesen wurden sie allerdings in mexikanischem Baldrian.

Die therapeutische Wirksamkeit der Droge Baldrian ist enorm gefächert. Sie reicht von der nervösen Erschöpfung und Unruhezuständen nach geistiger Überarbeitung über Angst-, Erregungs- und Verstimmungszustände bis zu nervösem Herzklopfen, Fehlregulation der vegetativen Nerven, Reizbarkeit und Wetterfühligkeit. Platzangst und Prüfungsängste,

Lampenfieber und Konzentrationsschwierigkeiten gehören ebenfalls in das Spektrum der Anwendungsmöglichkeiten. Für viele naturheilkundlich praktizierende Ärzte ist der Baldrian bei solchen gesundheitlichen Störungen einfach das »Mittel der Wahl«; denn bei Verwendung des europäischen Arzneibaldrians (botanisch: *Valeriana offizinalis*) sind noch niemals schädliche Nebenwirkungen festgestellt worden.

Patienten, die an chemische Beruhigungsmittel gewöhnt sind, tun sich allerdings mitunter schwer, wenn sie solch ein »schweres Geschütz« – etwa einen Tranquilizer oder Psychopharmaka – einfach gegen Baldrianpräparate austauschen wollen. Man muß wissen, daß der Baldrian ein leichtes Beruhigungsmittel ist. Das bedeutet, daß man ihn hoch dosieren muß, will man eine sichere Wirkung erzielen. Zehn Tropfen einer Baldriantinktur nützen beispielsweise wenig, wohl aber ein Teelöffel voll Tinktur, und das mehrmals täglich. Bei Schlafstörungen können Sie auch ohne weiteres in einen Baldriantee noch einen Teelöffel voll Baldriantinktur hineinrühren; auf den baldigen Eintritt der Wirkung brauchen Sie dann nicht mehr lange ängstlich zu hoffen.

Wacholder bannt den Rheumaschmerz

Gehören Sie vielleicht auch zu dem Heer der bedauernswerten Patienten, die besonders mit Beginn der feuchtkalten Jahreszeit über Gliederreißen und Gelenkbeschwerden zu klagen haben? Dann sollten Sie wirklich einmal eine Wacholderbeerenkur machen, so wie sie Pfarrer KNEIPP empfohlen hat. Kauen Sie einfach die getrockneten Beeren nach folgendem Schema: Am ersten Tag kaut man vier Beeren, am zweiten fünf, am dritten Tag sechs und so fort – bis man am zwölften Tag fünfzehn Beeren erreicht hat. Dann dosiert man zurück auf vierzehn, dreizehn, zwölf Beeren und so weiter, bis man am letzten Kurtag wieder bei vier Beeren angelangt ist.

Wacholderbeeren schmecken zunächst ein wenig süßlich, hinterlassen dann allerdings einen bitter-herben Nachgeschmack. Das ist nicht jedermanns Sache; doch wenn man die Beeren als wirksame Medizin betrachtet, wird man dies gern in Kauf nehmen.

Die Inhaltsstoffe des Wacholders bessern nachweislich die Ernährungsverhältnisse von Sehnen, Muskeln und Gewebe, lindern insbesondere die oft sehr starken Schmerzen bei Gelenkschäden, der sogenannten Arthrose. Auch wenn der meist vorliegende Gelenkverschleiß an Knorpel oder Knochen von Gelenkkopf oder Gelenkpfanne nicht rückgängig gemacht werden kann, so ist vielen Patienten doch schon sehr geholfen, wenn sie sich schmerzfrei bewegen können.

Wacholderbeeren können Sie natürlich in der Apotheke kaufen. Aber Sie können die blauschwarzen kugelrunden Früchte des Wacholderstrauches von September bis in den November hinein auch selbst ernten. Wacholdersträuche – sie können sich zu sechs Meter hohen pyramidenförmigen Bäumen auswachsen – findet man überall in Deutschland; sie wachsen von der Lüneburger Heide (dort kommen sie sogar in Massen vor!) bis zu den Hochalpen.

Der immergrüne Strauch (botanisch: *Juniperus*

communis) gehört zur Familie der Zypressengewächse. Charakteristisch ist sein blaugrünes Aussehen, das ihm die dichtstehenden spitzen Nadeln verleihen, die jeweils wie dreizackige Quirle beieinanderstehen. Die Wacholderbeere, auf die es uns ankommt, wächst sehr langsam. Im ersten Jahr ist sie grün und unreif, im zweiten Jahr erst wird sie blauschwarz und kann zu Heilzwecken gesammelt werden.

Wenn Sie Wacholderbeeren selbst sammeln wollen, achten Sie bitte darauf, daß der Strauch selbst nicht beschädigt wird. Er steht nämlich unter Naturschutz – allein das Pflücken der reifen Wacholderbeeren ist nicht verboten. An den scharfen Nadeln des Strauches kann man sich gemein verletzen. Bei der Ernte hat sich deshalb folgender Trick gut bewährt: Man legt ein größeres Tuch oder eine Plane unter den Strauch und schüttelt dann die Zweige kräftig ab. Sortieren Sie faule und beschädigte Beeren an Ort und Stelle aus! Zu Hause wird die Ernte zunächst an der Luft und dann im Backofen bei 35 Grad nachgetrocknet.

Zu den Wirksubstanzen des Wacholders gehören hauptsächlich ätherisches Öl, Mineralien und der Bitterstoff *Juniperin*. Gemeinsam machen sie die Droge für die Pharmazie so interessant, daß es in der Apotheke rund sechzig verschiedene Wacholderpräparate gibt! Dazu gehören unter anderem Wacholderbeerensaft oder -sirup, Wacholderbeerenöl oder -spiritus zum Einreiben, auch Salbe und Badezusätze. Den gut schmeckenden Wacholdersirup gibt man besonders gerne schwächlichen Kindern, um ihre Abwehrkräfte gegen Erkältungskrankheiten zu steigern und um ihren Appetit anzuregen.

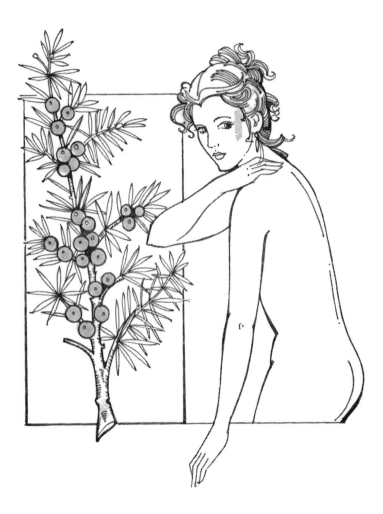

Zu den vielen aus Wacholder gewonnenen Präparaten zählen auch Öl und Spiritus als schmerzlindernde Einreibemittel.

Neben der Einnahme bei den verschiedensten Erkrankungen des rheumatischen Formenkreises (dazu gehören, abgesehen von den Gelenkbeschwerden, beispielsweise auch neuralgische Muskelschmerzen, Verspannungen im Rücken, sogar der berüchtigte Tennisarm und die Gicht!) wird Wacholder bei Harnwegserkrankungen und Magen-Darm-Störungen, insbesondere bei Blähungen, empfohlen.

Die desinfizierende Wirkung ist besonders bei Blasenentzündungen nützlich. Am besten trinkt man bei solchen Beschwerden einen Wacholderbeerentee. So brühen Sie ihn auf: Ein Teelöffel zerquetschte Wacholderbeeren wird mit siedendem Wasser übergossen, zwanzig Minuten ziehen lassen, abseihen, morgens und abends je eine Tasse trinken. Wacholderbeeren dürfen nicht gekocht werden, weil sonst das empfindliche ätherische Öl zerstört wird!

Wacholderbeeren enthalten allerdings auch einen nierenreizenden Stoff; deshalb sollen Wacholderpräparate grundsätzlich nicht von Nierenkranken eingenommen werden. Andere Substanzen der seit altersher gerühmten Heilpflanze vermögen sogar, vorzeitige Wehen auszulösen. Für Schwangere ist die Einnahme von Wacholder also abzulehnen. Aber auch Gesunde sollten Wacholderbeerenkuren, gleich welcher Art, niemals über vier Wochen ausdehnen. Denn die meisten hilfreichen Arzneipflanzen können sich auch schädlich auswirken, wenn man sie leichtsinnig und überdosiert verwendet. Selbst mit giftfreien Heilpflanzen muß man vorsichtig umgehen. Sogar die harmlose Kamille kann bei empfindlichen Menschen allergische Reaktionen hervorrufen!

Wacholderbeeren, die sowohl zur Herstellung von Schnaps (Gin!) als auch in der Küche (Sauerkraut, Fisch, Wild, Geflügel) Verwendung finden, beheben nicht selten noch ein ganz anderes, recht häufiges Übel – den Mundgeruch. Dieser lästigen und peinlichen Erscheinung können Schleimhautentzündungen im Rachenraum, Magen-Darm-Störungen oder Verstopfungen zugrunde liegen; der krankhaften Ursache sollte man also zunächst nachgehen. Häufig läßt sich aber keine klare Diagnose stellen. Wer dann – etwa eine Woche lang – jeweils drei Wacholderbeeren vor den Mahlzeiten kaut, wird schlechten Atem oft los.

Nervenschmerzen? Da hilft Holundersaft

Die feuchtkühlen, oft nebligen Herbsttage machen vor allem den Leuten mit ziehenden Rheuma- und Nervenschmerzen das Leben schwer: Viele möchten am liebsten morgens gar nicht aufstehen, ohne eine Schmerztablette geschluckt zu haben. Dabei hält Mutter Natur gerade jetzt eine starke Waffe bereit, mit der man vor allem die zermürbenden Neuralgien trefflich lindern kann. Gemeint sind die Holunderbeeren, die allerorten in nahezu tellergroßen, blauschwarzen Dolden leicht zu ernten sind.

Sammeln Sie die reifen Beeren bitte behutsam in einem luftigen Korb, so daß sie nicht zerquetschen und nicht bereits vor der Zubereitung unansehnlich werden. Die schmerzlindernde Wirkung von Holunderbeeren ist insbesondere auf ihren hohen Gehalt an nervenwirksamen Vitaminen der B-Gruppe zurückzuführen (in keiner anderen Obst- oder Beerensorte finden sich mehr Vitamin B 1, B 2, B 3 (Nikotinsäure) und B 6!

Trinken Sie vierzehn Tage lang zweimal täglich ein kleines Glas frischen Preßsaft (sehr beliebt ist die Mischung mit der gleichen Menge Portwein), und der Erfolg wird sich zuverlässig einstellen. Chronische Ischiasbeschwerden, die ja ebenfalls nichts anderes als Nervenschmerzen sind, bessern sich zusehends. Aber auch Neuralgien im Kopfbereich wie Zahnschmerzen, Trigeminusschmerzen, Ohrenschmerzen und ziehende Nackenschmerzen lassen sich sehr günstig beeinflussen. Wenn Sie den Saft – zumindest für die ersten Winterwochen – haltbar machen wollen, müssen Sie so vorgehen: Zwei Kilo Holunderbeeren mit einem Liter Wasser garen, dann durch ein Tuch pressen. Pro Liter vierhundert Gramm Zucker hinzugeben, noch einmal fünf Minuten kochen und abfüllen.

Von den frischen Beeren darf man allerdings nicht zuviel essen, weil sie, in größeren Mengen genossen, Übelkeit hervorrufen. Im übrigen wirken sie leicht abführend, während die getrockneten Beeren (dreimal täglich zehn Stück langsam kauen) als bewährtes Durchfallmittel gelten. Gerade diese Arzneipflanze hat so viele guten Eigenschaften, daß ein altes Sprichwort sagt: »Vor dem Holunder den Hut herunter!«

Unter Kennern ist das Holundermus beliebt. So stellt man es her: Ein Kilogramm Beeren ohne Wasser weichkochen, durchsieben, fünfhundert Gramm Zucker darunter geben und noch einmal aufkochen, bevor man das Mus in Marmeladengläser füllt. Jeder Löffel Holunderbeerenmus ist eine kleine Vitamin-C-Bom-

Nervenschmerzen? Da hilft Holundersaft

be und schützt vor Erkältungskrankheiten. Bei Halsschmerzen und Schluckbeschwerden soll man mehrmals täglich einen Löffel Holunderbeerenmus langsam im Munde zergehen lassen.

Sollte es Sie aber bereits erwischt haben, sind Sie mit den getrockneten Blüten des Holunderstrauches besser bedient. Wenn Sie in den Monaten Mai und Juni keine Holunderblüten gesammelt haben, gehen Sie doch in die nächste Apotheke; hundert Gramm kosten weniger als ein Röhrchen Schmerztabletten. In manchen Gegenden, vor allem in Norddeutschland, werden die Holunderblüten unter dem Namen »Fliederblüten« gehandelt. Lassen Sie sich bitte nicht irritieren! Diese Bezeichnung trug der Holunder noch bis ins 16. Jahrhundert, bevor der stark duftende Zierflieder bei uns kultiviert wurde.

Husten, Schnupfen, Heiserkeit, leichte Erhöhung der Körpertemperatur – jetzt muß Holunderblütentee her! Die wirksamste Maßnahme: Nehmen Sie ein heißes Vollbad (die Temperatur darf auf 39 und sogar 40 Grad ansteigen) und trinken Sie in der Wanne ein bis zwei Tassen heißen, mit Honig gesüßten Holunderblütentee. Zwei gehäufte Teelöffel der getrockneten Holunderblüten werden mit einer Tasse kochendem Wasser übergossen; man läßt die Inhaltsstoffe acht Minuten ausziehen und seiht dann durch ein Sieb ab.

Nach etwa zwanzig Minuten sollten Sie das Bad beenden, sich rasch abtrocknen, in ein Laken wickeln, ins Bett legen und gut zudecken. Holunderblütentee wirkt stark schweißtreibend – und damit sind wir beim Nutzeffekt. So eine Schwitzpackung treibt nicht nur Giftstoffe und Schlacken aus dem Körper, sondern

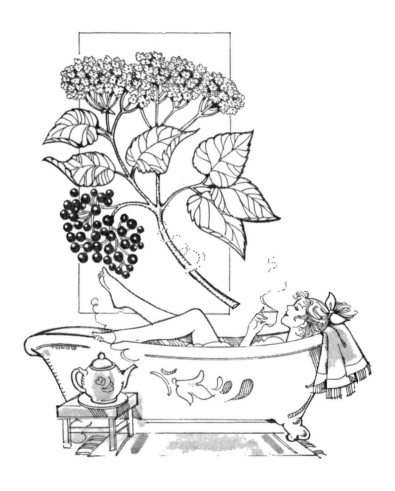

Im heißen Bad zwei Tassen Holunderblütentee mit Honig trinken, dann nachschwitzen – so kuriert man Erkältungen aus.

steigert auch -die körpereigenen Abwehrmechanismen. Infolge der künstlich erhöhten Körpertemperatur können sich viele Erkältungserreger nicht mehr vermehren. Solch eine Schwitzkur belastet allerdings ziemlich den Kreislauf. Wer ohnehin von labiler Natur ist, sollte lieber darauf verzichten und statt dessen mehrmals täglich warmen Holunderblütentee mit viel Honig trinken.

Bei anhaltender Bronchitis, bei Luftröhrenkatarrh oder Nasennebenhöhlenentzündungen ist es deshalb auch ratsam, die heißen Dämpfe von Holunderblütentee unter einem Tuch einzuatmen. Man gibt eine Handvoll der getrockneten Blüten in eine große Schüssel, übergießt sie mit kochendem Wasser und nimmt dann unter einem Badetuch oder einer Wolldecke ein Kopfdampfbad. Nützlich ist für diesen Zweck eine Mischung der Holunderblüten mit Kamillenblüten, die eine zusätzlich keimtötende und abschwellende Wirkung haben.

Der Schwarze Holunder (botanisch: *Sambucus nigra*) ist aus der Volksmedizin nicht wegzudenken. Seit je finden alle Teile – ob Wurzeln, Rinde, Blätter, Blüten, Mark oder Früchte – zu Heilzwecken Verwendung. Wir sollten es jedoch bei Zubereitungen der frischen Beeren und getrockneten Blüten belassen. Denn in der Rinde oder der Wurzel des Holunders finden sich auch Substanzen, die zu unangenehmen Nebenwirkungen wie Erbrechen und Durchfall, ja sogar zu Vergiftungen führen können. Allenfalls lassen sich zerquetschte Holunderblätter zur Linderung des Juckreizes auf Insektenstiche legen.

Früher fand sich ein Holunderstrauch in jedem Bauerngarten. Denn der »Hollerbusch« war auch der Wohnsitz von Frau Holle, der schützenden Hausgöttin. Andererseits glaubte man, daß sich Hexen darin niederließen. Selbst wenn er störend im Wege stand, wurde der Holunderstrauch nur ungern abgeschlagen. Immerhin konnte man ja die Hexe treffen, was unangenehme Folgen hätte haben können. Der Holunder wurde auch niemals zum Bau einer Wiege, geschweige denn als Feuerholz verwendet.

KAPITEL 29

Heilpflanzen im November

Schlehenmus macht Kindern Appetit

Für den Sammler von heilbringenden Pflanzen und Wildfrüchten beginnt und endet das Jahr mit einem knorrigen und stachligen Gesellen: Der Schlehdornbusch liefert die Blütendroge schon im frühen März, bevor er sein grünes Blätterkleid anlegt; die blauschwarzen, kugelrunden Früchte sollten Sie dagegen erst nach den ersten Nachtfrösten, also im Oktober und November, ernten. Wenn Sie die Ernte zeitiger einbringen wollen, dürfen Sie sich eines einfachen Tricks bedienen: Man legt die frischen Schlehen einfach über Nacht ins Tiefkühlfach des Kühlschranks oder in die Gefriertruhe.

Schlehdornsträucher – sie werden bis zu drei Meter hoch – sind in ganz Europa beheimatet. Wir finden sie an Waldrändern, in Hecken und in oft undurchdringlichen Gebüschen. Haben Sie schon einmal eine Schlehe in den Mund gesteckt und zerbissen? Sie schmeckt so sauer und herb, daß es einem »die Löcher in den Strümpfen« zusammenzieht. Erst wenn sie von Temperaturen unter null Grad zermürbt wurde, kann man sie einigermaßen genießen. Deshalb eignen sich Schlehen auch kaum wie andere ihnen verwandte

Steinfrüchte – etwa Kirsche oder Zwetschge – zum Rohessen. Der Jahreszeit entsprechend, bieten sie sich eher für verschiedene Zubereitungen als Wintervorrat und probate Hausarznei an.

Schlehen werden seit altersher in der Volksheilkunde empfohlen. Zunächst hat man sie dort eingesetzt, wo man sich von ihrer zusammenziehenden Eigenschaft einen heilsamen Effekt versprach. So findet der frische Preßsaft beispielsweise als Gurgelmittel bei Rachenkatarrhen, Mandelentzündungen oder Entzündungen der Mundschleimhaut Verwendung. Sollten Sie unter Zahnfleischentzündungen oder Zahnfleischbluten leiden, tupfen Sie mehrmals täglich die wunden Stellen mit einer frischen Schlehe kräftig ab. Häufige Zahnfleischmassagen mit frischem Schlehensaft kräftigen und festigen das Zahnfleisch schon nach wenigen Tagen.

Ein zusammenziehendes Arzneimittel nennt der Apotheker »Adstringens«. Durch die oberflächliche Gewebeschrumpfung, etwa der Mundschleimhaut, die sich damit erzielen läßt, bildet sich eine Art Schutzdecke gegen Krankheitserreger; überdies wird die Tätigkeit der Schleimdrüsen gedrosselt – krankmachenden Keimen wird auf diese Weise der Nährboden entzogen.

Schlehenmus, seit Jahrhunderten auf dem Lande beliebt, nannte man früher »das Pflaumenmus der armen Leute«. Heute ist es eine wirkliche Delikatesse geworden. Eine besonders schmackhafte Schlehenmarmelade bereiten Sie mit Äpfeln zu. Die frischen Schlehen werden gewaschen, weichgekocht und durch ein Sieb gegeben. Zu etwa 600 Gramm Schlehenmark gibt man 400 Gramm Apfelmus, verrührt das Ganze mit einem Kilo Gelierzucker und läßt die Masse knapp fünf Minuten lang kochen. Heiß in Gläser füllen und fest verschließen!

Die Schlehenernte lohnt sich immer, auch wenn es wegen der scharfen Stacheln des Schlehdorns kaum ohne Kratzer abgeht. Mit Schlehenmus haben Sie beispielsweise während der kalten Jahreszeit ein fabelhaftes Kindermittel in der Hand! Sollte einer von den Sprößlingen mal keinen Appetit haben – ein Brot mit Schlehenmus regt die Produktion von Magensaft an, und schon bald schmeckt das Essen wieder. Andererseits wirkt Schlehenmus leicht abführend.

Wenn kleinere Kinder unter Verstopfung leiden, ist die Sache besonders schlimm, weil sie sich nicht erklären können. Mögliche Anzeichen: Sie haben keinen Hunger und klagen über undefinierbare »Bauchschmerzen«. Wenn Mutti aber achtgibt, hat sie schnell heraus, was ihrem Liebling fehlt.

Es wäre allerdings grundverkehrt, dem Kind nun ein Abführmittel zu geben. Denn solche Medikamente sind sehr schwierig zu dosieren und können den kindlichen Darm sehr schmerzhaft malträtieren. Statt dessen gibt man einen oder zwei Teelöffel Schlehenmus; die Wirkung ist prompt.

Eine interessante Erfahrung aus der Kinderpraxis können Sie sich selbst zunutze machen: Bei Bauchweh infolge einer Magenverstimmung zeigen kleine Kinder in der Regel auf ihren Nabel; je weiter davon entfernt sie den Schmerz anzeigen, desto eher ist an eine organische Ursache zu denken. Einer Magenverstimmung geht meist Erbrechen voraus; klagt das Kind zu-

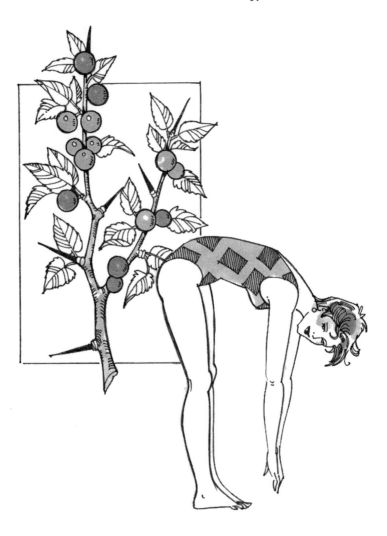

Schon Pfarrer KNEIPP empfahl Bewegung und Tee aus Schlehdornblüten als ein harmloses, aber gründliches Abführmittel.

nächst über Bauchschmerzen und erbricht es eine Zeitlang später, ist an eine ernsthaftere Erkrankung zu denken.

Pfarrer KNEIPP bezeichnete die Schlehdornblüten als »das schuldloseste Abführmittel, das in jeder Hausapotheke in vorderster, leicht zugänglicher Reihe zu finden sein sollte«. Seine Empfehlung lautete: »Nimm solche Dornschlehblüten, siede dieselben eine Minute lang und trinke drei bis vier Tage solchen Tee, täglich eine Tasse. Der Tee wirkt leicht, ohne alle Unannehmlichkeiten und Beschwerden und dennoch gründlich.« Getrocknete Schlehenblüten bekommt man unter ihrer botanischen Bezeichnung *Flores Pruni spinosae* in jeder Apotheke. Pro Tasse Arzneitee nimmt man ein bis zwei Teelöffel der Droge.

Die wirksamen Inhaltsstoffe der Schlehe sind unter anderem *Flavone*, Kampferöl, reichlich Gerbstoffe, organische Säuren, Zucker und *Pektin*. An Nährsubstanzen hat die Schlehe dagegen außer Vitamin C nichts zu bieten.

Eine Abkochung der Schlehenrinde verwendete man früher als fiebersenkenden Arzneitrank. Leichte Erhöhungen der Körpertemperatur lassen sich jedoch ebensogut mit einem kalten Wadenwickel senken, und gegen starkes Fieber stehen dem Arzt heute weitaus bessere Medikamente zur Verfügung.

In der Homöopathie wird der Schlehdorn ganz ähnlich wie der Weißdorn bei Herz-Kreislauf-Beschwerden verordnet. Überdies gibt man Schlehdorntropfen bei rechtsseitigen Augenschmerzen.

Literaturhinweise

ANEMUELLER, Dr. med. HELMUT: Gesund leben – aber wie? Hippokrates, Stuttgart 1984.
Arbeitskreis für praktische Biochemie: Rezeptierbuch, München 1971.
Autorengemeinschaft: Die moderne Kneippkur, ein Ratgeber für den Arzt, Bad Wörishofen 1983.
BANKHOFER, HADEMAR: Essen ohne Gift. Delphin, München 1983.
BEHR, Dr. med. VALENTIN: Atemgymnastik als Heilfaktor. Wilkens, Hannover 1947.
Das Beste: Geheimnisse und Heilkräfte der Pflanzen, Zürich 1985.
BEYERSDORFF, DIETRICH: Biologische Wege zur Krebsabwehr. Verlag für Medizin, Heidelberg 1984.
BILZ F.E.: Das neue Naturheilverfahren, Leipzig 1922.
Bircher-Benner-Handbuch für Rheuma- und Arthritiskranke. Bircher-Benner, Bad Homburg 1983.
BÖHMIG, Dr. med. ULF: Das große Buch der natürlichen Heilkunde. Orac, Wien 1981.
BOERICKE, WILLIAM: Homöopathische Mittel und ihre Wirkungen, Leer 1973.
BRAUCHLE, Prof. ALFRED: Naturheilkunde des Praktischen Arztes. Band I, Stuttgart 1951; Band II, Stuttgart 1953.
BRAUCHLE, Prof. ALFRED: Das große Buch der Naturheilkunde, Gütersloh 1974.

BRÜGGE, PETER: Die Anthroposophen. Rowohlt, Hamburg 1984.
BRÜGGEMANN, W. (Herausgeber): Kneipptherapie. Springer, Berlin 1980.
BURGERSTEIN, Dr. LOTHAR: Heilwirkung von Nährstoffen. Haug, Heidelberg 1982.
COBLENZER, HORST/MUHAR, FRANZ: Atem und Stimme. Österreichischer Bundesverlag, Wien 1976.
contacta med für Naturheilkunde, Teningen 1984/85.
DERESKEY, Prof. L. S.: Medikamente, die helfen, die nichts nützen, die töten. Ariston Verlag, Genf 1983.
Deutsche Homöopathische Union: Homöopathisches Repetitorium, Karlsruhe 1986.
Deutsche Liga zur Bekämpfung der Atemwegserkrankungen: Was Sie über Atemwegserkrankungen wissen sollten! Frankfurt/Main 1983.
Deutscher Bäderverband e.V.: Deutscher Bäderkalender, Gütersloh 1979.
DIEKMEIER, Dr. med. LOTHAR: Haut- und Körperpflege heute, Heidelberg o. J.
DÖRNER, ILSE-SIBYLLE: Das grüne Kochbuch. Econ, Düsseldorf 1982.
FRITZSCHE, Dr. med. I./FRITZSCHE W.: Alles über Saunabaden, Weidach bei Coburg 1975.
GEORG, Dr. KARL: Du selber bist dein bester Arzt, Clausthal-Zellerfeld 1980.
GLATZEL, Prof. HANS: Sinn und Unsinn in der Diätetik, München 1978.
GROSS, RUDOLF/SCHÖLMERICH, PAUL: Lehrbuch der inneren Medizin. Schattauer, Stuttgart 1973.
HALHUBER, Dr. med. CAROLA/HALHUBER, Prof. Dr. med. MAX J.: Sprechstunde: Herzinfarkt. Gräfe und Unzer, München 1977.

Hanseatisches Lebensmittelkontor: Vitamine, Hamburg 1985.
Das *Harvard* Gesundheitsbuch. Piper, München 1984.
HASENBACH: Steinschneider, Wundärzte, Heilkräuter, München 1984.
HILL, ANN (Herausgeber): Illustriertes Handbuch alternativer Heilweisen, Freiburg 1980.
HÖHNE, ANITA: Heiltees, die Wunder wirken. Die Geheimrezepte des Tiroler Arztes Dr. med. Leonhard Hochenegg. Ariston Verlag, Genf 1986.
INGLIS, BRIAN und WEST, RUTH: Der alternative Gesundheitsführer. Kösel, München 1984.
JÄGER, GERHARD: Wasser wirkt Wunder. Econ, Düsseldorf 1980.
JANTZEN, GERHARD: Biorhythmus. Wer klug ist, lebt danach. Ariston Verlag, Genf 1986.
KAISER, Dr. med. JOSEF H. (Herausgeber): Das große Kneippbuch. Ehrenwirth, München 1975, 1981.
KAPFELSBERGER, EVA/POLLMER, UDO: Iß und stirb, Köln 1982
KAPLAN, Prof. Dr. Dr. med. LEON: Die Krankheiten unserer Zeit. Erkennen, vorbeugen und heilen. Ariston Verlag, Genf 1986.
KARL, JOSEF: Phytotherapie. Marczell, München 1974.
KNEIPP, SEBASTIAN: Meine Wasserkur, Kempten 1888.
– Rathgeber für Gesunde und Kranke, Kempten 1891.
– Mein Testament für Gesunde und Kranke, Kempten 1895.
– So sollt ihr leben, Kempten 1897.

Koch, Egmont R.: Umweltschutz zu Hause. Mosaik, München 1984.
Kurth, Hans: Richtig leben – länger leben. Rezepte für eine gesunde Lebensweise. Ariston Verlag, Genf 1986.
Lutz, Dr. med. Wolfgang: Die Lutz-Diät. Kerngesund und schlank – endlich ohne zu hungern. Ariston Verlag, Genf 1986.
Mann, Ulf: Für mich nur das Beste. Verlagsgesellschaft Gesundheit, Berlin 1984.
Osiander, Dr. Johann Friedrich: Volksarzneymittel, Göttingen 1826.
Pearson, Dr. L. & L.: Psycho-Diät. Rowohlt, Hamburg 1975.
Pohl, Gustav Freiherr von: Erdstrahlen als Krankheits- und Krebserreger, Feucht 1978.
Rotenberg, Dr. Robert E.: Medizin für jedermann, Stuttgart 1974.
Rückert, Ulrich: Magnete, die den Schmerz besiegen. Goldmann, München 1982.
– Das Wochenende für die Gesundheit. Frech, Stuttgart 1983.
– Vitamine und Mineralstoffe. Die Bausteine für Ihre Gesundheit. Ariston Verlag, Genf 1985.
– Doktor Natur. Das Lexikon der sanften Medizin. Ariston Verlag, Genf 1986.
– Dr. Schüßlers Hausapotheke, München 1985.
– Gesund ohne Pillen. Econ, Düsseldorf 1985.
Schalle, Dr. Albert: Die Kneippkur. Ehrenwirth, München 1977.
Schicke, Harald: Naturheilkunde-Lexikon, Teningen 1985.

SCHNEIDRZIK, Dr. med. WILLY E. J.: Allergien – kein Grund zum Verzweifeln! Wie man sie erkennt, überwindet und vermeidet. Ariston Verlag, Genf 1986.
– Nervosität muß nicht sein! Wie sie sich zeigt, und wie man ihr beikommt. Ariston Verlag, Genf 1985.
– Rettender Schmerz. Was Schmerzen uns anzeigen, und wie man ihnen sinnvoll abhilft. Ariston Verlag, Genf 1985.
– Rheuma lindern und loswerden! Endlich wieder schmerzfrei und beweglich. Ariston Verlag, Genf 1986.
SCHOLZ, HEINZ: Mineralstoffe und Spurenelemente. Hippokrates, Stuttgart 1980.
SENGER, GERTI: Rezepte aus dem Heilkräutergarten. Gesundheit aus der Natur. Ariston Verlag, Genf 1987.
SOUCI/FACHMANN/KRAUT: Die Zusammensetzung der Lebensmittel, Nährwert-Tabellen 1981/82, Stuttgart 1981.
STEINFELD, LUDWIG: Schlafe dich heil! Wie Sie zu gesundem Schlaf finden. Ariston Verlag, Genf 1986.
TIETZE, HENRY G.: Entschlüsselte Organsprache. Krankheit als SOS der Seele. Ariston Verlag, Genf 1985.
UCCUSIC, PAUL: Doktor Biene. Bienenprodukte – ihre Heilkraft und Anwendung in der Heilkunst. Ariston Verlag, Genf 1985.
– Heilen mit der Kraft der Liebe, mit der Macht des Geistes. Ariston Verlag, Genf 1984.
UHLICH, WERNER: Nahrungsmittel ABC. Pietsch, Stuttgart 1981.
VARGA, Dr. ANDRÁS: Elektro-Bio-Klimatologie. Verlag für Medizin, Heidelberg 1981.

VOGEL, Dr. ALFRED: Der kleine Doktor, Teufen AR 1978.
WALLNÖFER, Dr. HEINRICH: Besser als tausend Pillen, Hamburg 1967.
WEISS, Dr. med. R.F.: Lehrbuch der Phytotherapie. Hippokrates, Stuttgart 1980.
WINTER, Dr. med. JOSEF A.: Überwindung von Krankheit und Angst. Selbsthilfe dank der Erkenntnisse psychosomatischer Medizin. Ariston Verlag, Genf 1986.
ZEPERNICK, LANGHAMMER, LÜDCKE: Lexikon der offizinellen Arzneipflanzen. de Gruyter, Berlin 1984.

FÜR GESUNDHEIT UND VITALITÄT

DENKEN SIE SICH GESUND! – SIEBEN SCHRITTE NEUEN DENKENS, DIE IHRE VITALITÄT STEIGERN
Von Donald Norfolk

Nur ein gesunder Geist und eine heile Seele können sich einen gesunden Körper als Behausung schaffen. Das entspricht dem ganzheitlichen Denken moderner Medizin. Wir alle wissen es, und dennoch handeln wir dieser lebenswichtigen Maxime täglich zuwider. Der Inhalt unseres Denkens aber wirkt sich zwingend nicht nur auf unser seelisch-geistiges, sondern auch auf unser körperliches Befinden aus. Es gilt daher, Ihr Denken auf die Wiederherstellung und den Erhalt Ihrer Gesundheit umzuschalten. Donald Norfolk, Chirotherapeut (und übrigens Präsident der Osteopathischen Gesellschaft von Großbritannien), zeigt Ihnen die sieben heilsamen Grundeinstellungen auf, die Ihnen eine aufbauende Lebenshaltung sichern und Ihnen ein langes Leben in Gesundheit garantieren. 240 Seiten, geb., ISBN 3-7205-1655-5.

DAS GROSSE BUCH DER REFLEXZONENMASSAGE
SELBSTBEHANDLUNG AN HAND UND FUSS
Von Kevin und Barbara Kunz

Die Reflexzonentherapie oder -massage ist eine neuartige und äußerst wirksame Methode der Physiotherapie und hat sich in den letzten Jahren erfolgreich durchgesetzt: zur Entspannungsförderung, zur günstigen Beeinflussung einzelner Körperregionen und Organe, zur Behandlung zahlreicher Beschwerden, Schmerzzustände und Erkrankungen. Aus vieljähriger Erfahrung in der Reflexzonenarbeit haben die Autoren alle erprobten Techniken in diesem Handbuch zusammengestellt und jeden Griff genau beschrieben und in Zeichnungen demonstriert. 1000 Abbildungen veranschaulichen die Therapiemaßnahmen und -programme für über 60 alphabetisch nachzuschlagende Störungen: von Akne bis Zwerchfellbruch. 320 Seiten, 1000 Abb., geb., ISBN 3-7205-1433-1.

DAS GROSSE HANDBUCH DER HOMÖOPATHIE
EIN RATGEBER FÜR DIE GANZE FAMILIE
Von Eric Meyer (Hrsg.)

Die Homöopathie erlebt heute eine Renaissance ohnegleichen, weil sie auf besondere Weise den Erfordernissen der Gesunderhaltung gerecht wird. Homöopathische Mittel sind billig und belasten den Körper nicht durch nachteilige Nebenwirkungen. Sie mobilisieren die körpereigenen Abwehrmechanismen und Selbstheilungskräfte. Die Homöopathie gestattet mit geringen Risiken und hohen Erfolgschancen die Selbstbehandlung und trägt zu einer zeitgemäßen Ökologie in der Medizin bei. Dieses umfassende enzyklopädische Kompendium eines Expertenteams macht Sie mit 350 Krankheitsbildern bekannt. Sie schlagen wie in einem Lexikon nach und erfahren nach neuesten Erkenntnissen die möglichen Ursachen und die zur Heilbehandlung geeigneten Mittel. 320 Seiten, geb., ISBN 3-7205-1567-2.

DIESE FASZINIERENDEN BÜCHER ERHALTEN SIE IM BUCHHANDEL

Ein umfangreiches, farbiges Bücher-Magazin mit sämtlichen Titeln unseres auf Medizin, angewandte Psychologie und Esoterik spezialisierten Verlagsprogramms können Sie gratis anfordern bei

ARISTON VERLAG · GENF/MÜNCHEN

CH-1211 GENF 6 · POSTFACH 6030 · TEL. 022/786 18 10 · FAX 022/786 18 95
D-81379 MÜNCHEN · BOSCHETSRIEDER STRASSE 12 · TEL. 089/724 10 34